PraNeoHom®
Praxisorientierte Neue Homöopathie
Lehrbuch Band 4

Töne, Rhythmen und Farben
Glaubensmuster nach Simonton
The Work nach Byron Katie

Begleitbuch zum PraNeoHom® Aufbaukurs B

2. überarbeitete Auflage

Layena Bassols Rheinfelder

Inhaltsverzeichnis

Vorwort 5

I. Töne und Rhythmen 6
Einführung 7
Wirkungen von Musik auf Wasser 7
Die drei Hauptzentren für unsere Stimme 8
Töne heilend einsetzen 9
Der Grundton des Menschen 10
Tibetisches Schutzritual 10
Indikation für Heilen mit Musik 11
Klangtherapie, Töne heilend einsetzen 11
    Die Instrumente 13
    Schamanisches Ritual 13
    Edelsteine zum Aufprägen der Töne 13

II. Die Heilkraft von Farben 14
Einführung 15
Wirkung von Farben 15
Farbspektrum 16
Die Charaktere der Farben 17
    Grün 17
    Rot 17
    Gelb 18
    Orange 18
    Weiß 19
    Schwarz 19
    Blau 20
    Violett 20
Einsatz von Farben 21
Meditation mit Farben 21

III. Glaubenssätze (Beliefs) nach Simonton 23
Der positive Placeboeffekt im Fall Mr. Wright 24
Placebowirkung durch Sir William Osler 25
Neuropeptide nach Candace Pert 26
Die Methode von Carl O. Simonton 27
    Das ABC der Gefühle 28
Fragen zu unseren Überzeugungen 29
    Ungesunde Glaubenssätze 30
    Gesunde Glaubenssätze 31
    Glaubenssätze zum Thema „Geld und Erfolg" 32
    Glaubenssätze zum Thema „Sexualität" 33
Glaubenssätze erkennen und umschreiben 34

IV. The Work von Byron Katie 36
The Work von Byron Katie in der PraNeoHom® 37
Aus Katies Leben 38
Die drei Prinzipien 39
Die vier Fragen und die Umkehrung 40
    Die vier Fragen 40
    Die Umkehrungen 40
    Kann man „The Work" für sich alleine anwenden? 41

Die Heilkraft von „The Work"	41
Die Einladung (indianisches Gedicht)	42
Danksagung	43
Quellenverzeichnis	44
Leserservice	44
Über die Autorin	45
Institut für PraNeoHom®	46
PraNeoHom® Tagungen – Heilen mit Zeichen	46
Verzeichniss der PraNeoHom® Anwender	47
Publikationen	50
Impressum	54

Vorwort

Lieber Anwender, liebe Anwenderin der PraNeoHom,

nach den Seminaren Basis I, II und Aufbau A, folgt nun das Seminar Aufbau B, in dem die Arbeit der PraNeoHom in die Tiefe geht. Auch wenn du mit diesem Lehrbuch neues und wertvolles Wissen erhältst, geht es mir dabei prinzipiell um etwas noch Wertvolleres – deine Reise zu dir selbst.

Den größten Nutzen aus diesem Lehrbuch erhältst du, wenn du dich von dem Angebotenen *persönlich* berühren lässt. Hilfreiche Fragen auf dem Weg könnten sein:

- Wie fühlen sich Farben an, individuell für mich?

- Was entdecke ich, wenn ich mich auf eine Klang-/Tonreise begebe?

- Welche Glaubenssätze verhindern, dass ich ein erfülltes Leben lebe und welche verblüffenden Entdeckungen mache ich, wenn ich diese umdrehe bzw. loslasse?

- Welche neuen, aufbauenden Glaubenssätze möchte ich lernen?

- Wo liege ich noch in Konflikt mit der Realität und kann durch Selbsterkenntnis den „Krieg im Kopf" beenden?

Das Seminar Aufbau B ist besonders wertvoll deshalb, weil es dort viel Raum gibt, für deine persönlichen Herzensangelegenheiten, für dein Spüren und Wahrnehmen. Dabei trägt uns der Gruppenprozess auf wunderbare Weise. Ich freue mich deshalb, dich persönlich begrüßen zu dürfen. Es ist ein Geschenk, das du hier bist und dich auf diese Reise einlässt. Dafür danke ich Dir.

Das Ansammeln von Wissen spielt hier nur eine Nebenrolle, das Wesentliche ist die Reise nach Innen, und dazu möchte ich in deinem Leben beitragen.

In diesem Sinne
Deine

Layena Bassols Rheinfelder

"Der Rhythmus ist das Mittel der ersten Wahl,
wenn ich etwas in Bewegung bringen will.
Es ist das stärkste Heilmittel."

Erich Körbler

I. Töne und Rhythmen

Einführung

Die Musikpsychologie befasst sich mit der Art und Weise, wie Musik Emotionen transportiert und beeinflusst. Musik wirkt sich unterschiedlich auf die Emotionen und die Psyche der Menschen aus. Das Spektrum reicht von der heilenden Wirkung von klassischer Musik wie Bach und Mozart, der entspannenden New Age-Musik und der für viele als destruktiv empfundene Musik wie Heavy Metal.

Töne verbinden uns auch, wie beim gemeinsamen Singen und Musizieren. Bei Frühgeburten wird Musik heilend eingesetzt. Schamanische Rituale sind meistens begleitet von einem Rhythmus, der die Menschen in einen tranceähnlichen Zustand versetzt, in dem der Zugang zu tieferen Ebenen des Bewusstseins zugänglich wird.

Tibetische Heiler benützen Töne für Heilzwecke, beispielsweise, um Nierensteine schmerzlos abgehen zu lassen. Es wird vermutet, dass im alten Ägypten mit Tönen die Steine gesprengt wurden. Auch Pflanzen und Tiere reagieren auf Musik. Pflanzen wachsen bei klassischer Musik besser und Kühe geben mehr Milch. Der Rattenfänger von Hameln soll im 13 Jh. die Ratten und Mäuse mit seiner Pfeife und Flöte aus ihren Löchern gelockt haben. Und genau so wie beim Rattenfänger können die Pfeife und die Flöte auch aus unserem Körper das Ungeziefer und die Ablagerungen aus dem Versteck locken und abtransportieren, so dass unser Körper wieder heil und ganz ist.

Wirkungen von Musik auf Wasser

Der japanische Wasserforscher **Dr. Masaru Emoto** hatte die heilsame Wirkung von Musik auf Wasser fotografiert. Er hat dazu destilliertes Wasser genommen, es zwischen zwei Lautsprecher gestellt und mit Musik beschallt. Danach wurde das Wasser eingefroren und im eingefrorenen Zustand fotografiert. Es kam zu folgendem Ergebnis:

- Unbehandeltes Kontrollwasser zeigte keine Kristallstruktur.

- Wenn Wasser Musik „hört", bildet es Kristalle aus.

- Je nachdem, welche Musik dem Wasser vorgespielt wurde, entwickelten sich Kristalle unterschiedlicher Schönheit und Ästhetik.

- Da wir aus ca. 70% Wasser bestehen, ist hiermit der Beweis "fotografiert", dass Musik stabile Kristallstrukturen in uns erschafft.

Siehe auch Lehrbuch Band 1, Seite 46

Die drei Hauptzentren für unsere Stimme

Es gibt drei Hauptzentren im Körper, in denen wir die Stimme vibrieren können. Diese sind:

- **Unser *Kraftzentrum*, das Hara** im Bauch: Es liegt 1-2 cm unter dem Nabel. Alle japanischen Kampfsportarten agieren aus diesem Zentrum.

Krankes Hara: Das Maß, in dem unser Immunsystem belastbar ist, hängt direkt mit unserem Hara zusammen. Dieses wird geschädigt durch Ärger, Wut und andere Emotionen, wenn wir sie „herunterschlucken" und nicht wahrhaben wollen. Mit anderen Worten: Das Unterdrücken von Emotionen schadet unserem Hara und damit unserem Immunsystem.

Gesundes Hara: Ein gesundes Hara gibt uns die Möglichkeit, uns gut zu schützen, nach außen vor Gewalt und nach Innen vor Krankheiten. Ein Mensch mit einem gesunden Hara drückt spontan seine Emotionen und Gefühle aus und ist nicht nachtragend damit. Oder aber er nimmt sie ohne Bewertung und Ablehnung wahr. Die „tibetischen Gesänge" bringen dieses Zentrum zum Vibrieren.

- **Unser *magnetisches Zentrum*, das Herz** liegt in der Mitte des Brustkorbes.

Krankes Herzzentrum: Geschädigt wird dieses Zentrum durch mangelnde Selbstliebe und durch die Angst vor Nähe.

Gesundes Herzzentrum: Von diesem Zentrum aus drücken wir unsere Emotionen aus wie Liebe, Trauer und Mitgefühlt.

- **Unser *statisches Zentrum*, der Verstand** im Kopf. Hier wird die Stimme zum Vibrieren gebracht, wenn wir rationale Themen besprechen, wissenschaftliche Vorträge wie z.B. über Mathematik.

Krankes Kopfzentrum: Diskussionen, in denen es darum geht, Recht zu haben. Sich in den Kopf flüchten, immer dann, wenn wir nicht in Berührung kommen wollen mit unseren Emotionen.

Gesundes Kopfzentrum: Sich austauschen, gemeinsam zur Einsicht kommen, Objektivität ausdrücken.

Der Ton, den wir von uns geben, entspricht einem dieser drei Zentren und dient dem Zweck dieses Zentrums.

- Wenn wir etwas Schweres heben müssen, geben wir einen tiefen Ton von uns. Der Ton kommt aus dem Bauch. So aktiviert beispielsweise ein Stöhnen unser Hara und gibt uns damit Kraft für die schwere körperliche Anstrengung.

- Wenn wir jedoch verliebt sind und unserem Geliebten: „Ich liebe dich" ins Ohr flüstern, dann kommt der Ton aus dem Herzen, da wo wir diese Liebe fühlen. Nur dann, wenn es so ist, wird der Geliebte es auch spüren.

- Bei sachlichen Gesprächen oder wissenschaftlichem Argumentieren aktivieren wir unser Gehirn. Der Ton wird wesentlich höher liegen, um angemessen zu klingen. Der Kopfton drückt eine Vibration unseres Denkens aus und gibt uns die Klarheit und Überzeugungskraft, die wir in so einem Fall brauchen.

Aus dem Verstand gesprochen, würde der Satz „Ich liebe Dich" lächerlich klingen und der Geliebte würde uns nicht ernst nehmen, sich womöglich „veräppelt" vorkommen. Wenn „ich liebe Dich" vom Bauch aus gesagt wird, könnte es sein, dass der andere befürchtet, man wolle gleich zur Sache kommen, ob er mitspielt oder nicht. So vibrieren verschiedene Töne in verschiedenen Organen und bringen die Frequenz und die Körperregion zum Schwingen, die wir gerade einsetzen.

Töne heilend einsetzen

Töne werden von uns auch in vielen anderen Zentren und Organen auf eine völlig natürliche Weise heilend eingesetzt. Beispiel: Ein Kind, das Bauchschmerzen hat, krümmt sich zusammen und quengelt in dem Ton, der den Bauch zum Vibrieren bringt und verschafft sich damit Linderung.

Eine besonders heilende Wirkung haben die **Obertöne**, die bei jeder natürlichen Tonerzeugung neben der Grundfrequenz erzeugt werden. Sie werden beim Tibetan Pulsing Healing eingesetzt, um energetische Blockaden im Körper zu lösen. Dabei kann es vorkommen, dass Nieren- oder Gallensteine leicht abgehen ohne weitere Hilfsmittel, oder dass andere Formen von Heilung und Regeneration entstehen. Manchmal lösen sich Lebensthemen, die ein Mensch jahrelang mit sich herumgeschleppt hat, in einer einzigen solchen Sitzung auf.

Bei der **Klangschalenmassage** werden Klangschalen auf den bekleideten Körper aufgesetzt und angeschlagen. Die Übertragung des Schalls auf den Körper wird vom gesamten Körper-Energiesystem als Vibration wohltuend wahrgenommen. Sie dringt tief bis in die Zellebene ein, aktiviert die Chakren, wirkt entspannend und versetzt den Menschen in eine Entspannung, die sogar bis in erweiterte Bewusstseinsebenen hineinreichen kann, die dann in dieser Frequenz wahrgenommen werden können.

Die Wirkung von Tönen auf die Gesundheit ist deshalb so durchdringend, weil der Körper größtenteils aus Wasser besteht. Dieses wird durch die Schallwellen in Bewegung versetzt und bewirkt letztendlich eine innerliche Massage der Körperzellen. Körperliche und auch seelische Verspannungen lösen sich durch diese einfache Methode auf, Zellschlackstoffe werden ausgeschieden, die Zellmembran gestärkt usw.

Der Grundton des Menschen

Jeder Mensch hat seinen eigenen spezifischen Grundton, den er bei seiner Geburt bekommen hat und der ihn durch sein ganzes Leben hindurch begleitet bis zum Tod. In Schamanistischen Kulturen bekam jeder Mensch zur Geburt ein eigenes Lied oder eine Lebensmelodie, die einen bestimmten individuellen Grundton zum Ausgangspunkt hatte. Nur dieser Mensch durfte dieses Lied anstimmen. Wurde ein Mensch schwer krank, so bekam er vom Schamanen ein neues Lied, das sein Leben erneuern sollte.

Im **Tibetan Pulsing Healing** lernen wir, dass jeder Mensch mit seiner Stimme in einem der 24 Organe oder Energiefrequenzen vibriert. Dies ist der Ort im Körper, der bei ihm, als er noch ein Baby war, am meisten Energie gebraucht hat. Dadurch dass er beim Sprechen diesen Ort zum Vibrieren bringt, gibt er diesem Organ Energie und Heilkraft. Das Organ, aus dem heraus ein Mensch hauptsächlich vibriert, kennzeichnet ihn, so wie sein Sternzeichen es tut.

Ein Mensch, dessen Stimme in der Bauchspeicheldrüse vibriert, ist kreativ und besitzt Heilkräfte. Für diesen Menschen ist die „Süße des Lebens" (Pankreas, Insulin usw.) wichtig. Wenn er seine Lebenssüße nicht bekommt, neigt er dazu, Süchte zu entwickeln, die in Alkoholismus münden können. Ein anderes Beispiel: Menschen, deren Grundton im Zwölffingerdarm vibriert, strahlen Ruhe und Ausgeglichenheit aus. Sie neigen aber dazu, sich Geldsorgen zu machen.

Die Erde vibriert zu jedem Zeitpunkt in einer dieser 24 Kreisläufe und beeinflusst dadurch unsere Stimmung. Hier gibt die Erden-Zeitqualität die „Stimmung des Augenblicks" an.

Tibetisches Schutzritual

Mit dem Ton „O" oder „AUM", der lange und mehrere Male gesungen wird, werden die drei Zentren aktiviert:

- Das Hara, unser Kraftzentrum mit *drei tiefen lang gezogenen Tönen aus dem Bauch*.

- Das Herz, das Zentrum der magnetischen Energie, mit *zwei lang gezogenen Tönen aus dem Brustkorb*.

- Den Verstand, das Zentrum der statischen Energie, *mit einem hohen lang gezogenen Ton aus dem Kopf*. Die Hände sind dabei in Höhe vom Kopf.

Danach wird die Pyramide mit den Tönen aus den drei Zentren geschlossen.

Indikation für Heilen mit Musik

In folgenden Fällen sind Heiltöne besonders empfehlenswert:

- Um Kommunikationsblockaden im Körper aufzulösen
- Bei geschwächten Menschen, um die Lebensenergie anzuregen
- Bei therapieresistenten Patienten
- In Akutzuständen, wie Gallen-, Nierenkoliken und Bauchkrämpfen jeglicher Ursache
- Bei Schock- und Angstzuständen
- Bei Menschen, die nicht über die Sprache mit uns kommunizieren können:

1. Koma-Patient
2. Autisten
3. Menschen mit neurologischen Problemen
4. Sterbende
5. Schwerkranke auf Intensivstationen
6. Babys im Mutterleib
7. Frühgeburten
8. Kleinkinder

Diesen Menschen kann oft ohne ihre direkte Mithilfe mit Musik oder durch Töne geholfen werden.

Es ist bekannt, dass Kinder sehr stark auf Musik reagieren. In allen Kulturen singen Mütter ihren Kindern Schlaflieder. Aber auch Pflanzen wachsen besser, wenn sie mit Musik beschallt werden. Manche Menschen mit einem "grünen Daumen", mit einem Händchen für Pflanzen, singen ihren Pflanzen etwas vor. Die Pflanzen gedeihen dann besser.

Klangtherapie, Töne heilend einsetzen

Bei der PraNeoHom werden zuerst einmal die Töne individuell ausgetestet, die für den Menschen und sein Anliegen in diesem Moment die besten sind. Oft kommt auch ein bestimmter Rhythmus dazu. Es sind meistens mehrere Töne, oft drei.

Das Besondere beim Heilen mit Tönen bei der PraNeoHom ist, dass wir den Ton nur eine begrenzte Zeit klingen lassen. Der Grund dafür ist, dass der Organismus alle Informationen zuerst positiv, dann im Wechsel negativ aufnimmt, um so sein Yin-Yang-Gleichgewicht aufrecht zu erhalten. Das können wir mit der Rute testen. Der Trick liegt darin, abrupt den Ton, Klang und Rhythmus zu unterbrechen, wenn die Rute ins Negative umschlägt. Der Organismus sagt uns durch den veränderten Pendelausschlag, dass die zuvor verträglich getestete Information nun ins Gegenteil umschlägt.

In der Behandlung bleibt die Unterbrechung, bis der Rutenausschlag sich erneut verändert und Ton, Klang, Rhythmus wieder positiv testen. Dann kann die "Beschallung" von neuem beginnen. Die Klangsitzung dauert so lange, bis der Patient/Klient ausgeglichen ist. Getestet wird über der rechten Gehirnhemisphäre oder über dem kranken Organ, Störfeld oder Erkrankungsherd.

Cebrián Matthias Mann erklärt dieses Phänomen so:

„In der Klangtherapie testen wir "Heiltöne" aus, die Kommunikationsblockaden im Körper auflösen und so die Anregung der Lebensenergie bewirken. Nachfolgend die „wissenschaftliche" Erklärung für unser Vorgehen: Töne, Klänge & Geräusche dringen als Reize in den Körper ein. Die Weiterleitung erfolgt über das Gehör, wo auch die weitere Verarbeitung erfolgt, aber auch über die Haut, das Gewebe und die Knochen, dort natürlich stark gedämpft. Die ankommenden Reize verdichten sich zu einem "Reizmaximum". An dieser Stelle ist der Körper nicht mehr in der Lage, dieselben Reize "positiv" zu verarbeiten. Jetzt bedarf es einer Abschwellphase bis zum Ruhepunkt, um wieder "positiv reizbar" zu werden.

An- und Abschwellphase sind von Individuum zu Individuum bezüglich ihrer zeitlichen Ausdehnung verschieden. Nach x Durchläufen (individuell) kommt es zu einer Sättigung, d.h., eine weitere Stimulation mit ein- und demselben Reiz hat keine positive Wirkung mehr.

Ein "Energiekörper", der während der "Klangdusche" mit der Reizinfo geprägt wurde, dient als Speichermedium, von dem der Proband durch Tragen am Körper die benötigte Energie (Info) entsprechend seines Bedarfs entnehmen kann."

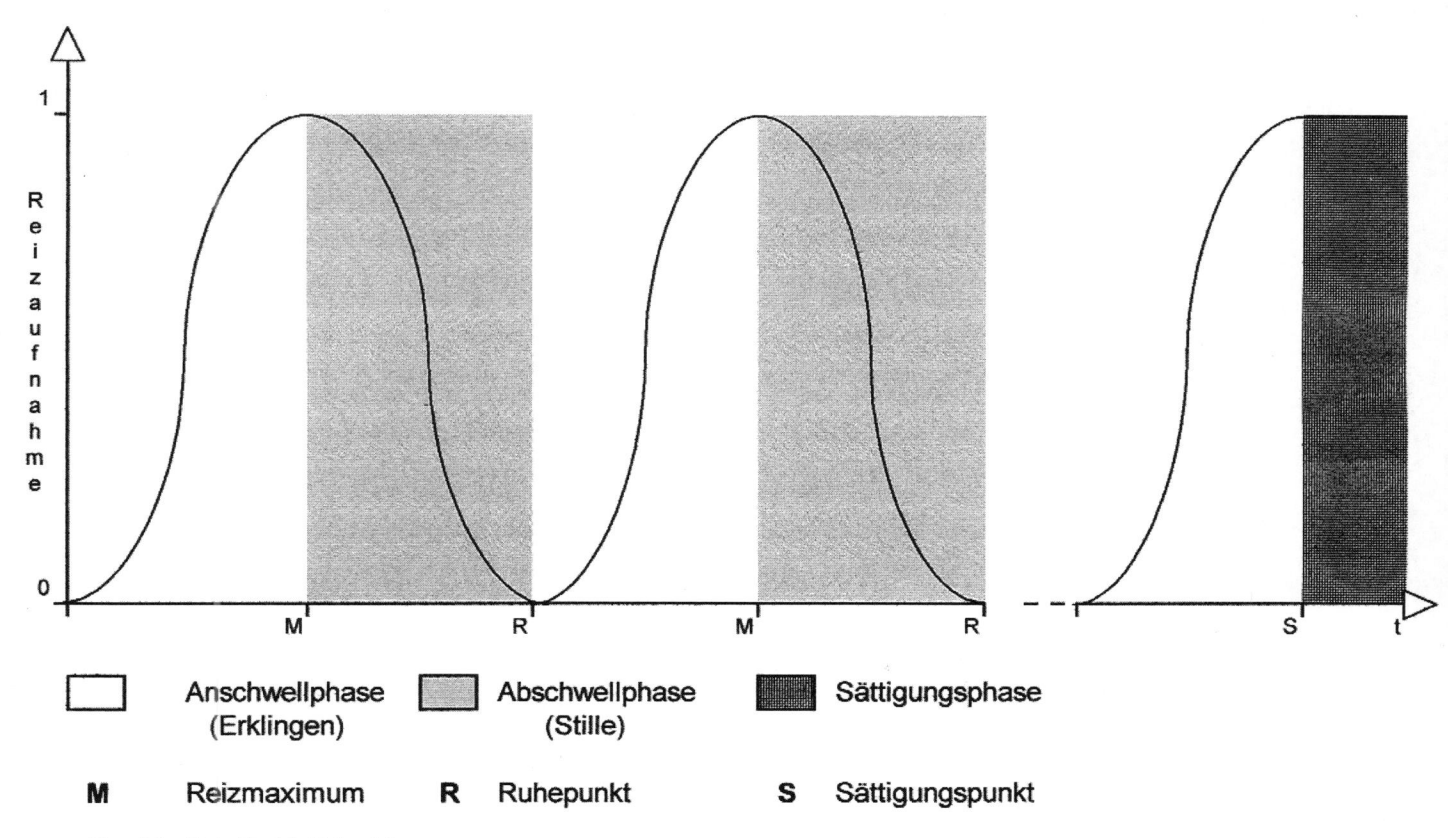

☐ Anschwellphase (Erklingen) ▨ Abschwellphase (Stille) ▣ Sättigungsphase

M Reizmaximum **R** Ruhepunkt **S** Sättigungspunkt

Graphik: Cebrián Matthias Mann

Die Instrumente

Die Instrumente, die für die PraNeoHom-Klangsitzung benützt werden, sind vielseitig. Sehr gut haben sich Klangschalen bewährt, die auf den Körper gelegt werden. Aber auch das Chakraphon, weil dessen Töne in Resonanz mit den entsprechenden Chakren sind. Der Rhythmus wird mit Rasseln und Trommeln hergestellt. Erwähnenswert ist hier insbesondere das „Meditations Pan", das seinen Ursprung in der Karibik hat, und alle Anwesenden schnell in die Stille führt. Jeder meiner Schüler ist eingeladen, seine eigenen Instrumente mitzubringen, was ich sehr willkommen heiße, wie im Frühjahrkurs 2006, wo zwei Didgeridoos das Heilen mit Tönen in ein Klangerlebnis verwandelten.

Schamanisches Ritual

In meinen Seminaren erlebe ich immer wieder, wie sich so eine Klangsitzung in der Gruppe auf alle Anwesenden heilend auswirkt. Sie lässt Raum für die Intuition und erlaubt allen Teilnehmern, sich aktiv in den Prozess einzubringen. Dadurch wird ein Heilpotential erreicht, das an Schamanistische Zeremonien erinnert und deren Kraft in sich trägt. Natürlich kann man auch in der Heilpraxis die Töne erfolgreich anwenden. Das Gruppenerlebnis wird allerdings als ein ganz besonderes Erlebnis wahrgenommen.

Edelsteine zum Aufprägen der Töne

Das Medium, auf das die Musikschwingung geprägt wird, kann unterschiedlich sein. Meistens wird sie auf einen Edelstein, Geld- oder Schmuckstück geprägt, welches dafür als Medium dient. Dieses wird vom Patient/Klient in der rechten Hand gehalten. Die Übertragung geschieht durch den „Links-Rechts-Effekt" der Informationsübertragung. Man kann die Ton-, Klang- und Rhythmus-Komposition auch auf CD/MC aufnehmen und danach öfters hören. Oder einfach ein Glas Wasser informieren und dann trinken.

Nach der Aufprägung wird die Dauer ausgetestet und was mit diesem Gegenstand geschehen soll:

- tagsüber z.B. in der Hosentasche tragen
- oder/und nachts unter das Kopfkissen legen
- die Information des Gegenstandes auf Wasser prägen und dieses dann trinken

In Einzelfällen kann es vorkommen, dass dem Therapeuten oder Patienten/Klienten die aus sich selbst entstehende Heilmusik nicht besonders schön oder sogar disharmonisch klingt. Trotzdem ist sie, wenn sie positiv testet, für den Patient/Klienten die richtige. Der Therapeut/Berater kann selbst Ohropax benützen, wenn ihm dies angenehmer erscheint.

„Krokusse platzen im Frühlingsschnee
Tau läuft über die Blätter aus Lust
Höre Wortfänger:
Zart sind die Wunder der Wandlung"

Andreas Krüger

II. Die Heilkraft von Farben

Einführung

„Farbe wird wahrgenommen, wenn Licht einer bestimmten Wellenlänge auf die Netzhaut des Auges fällt und dort spezielle Sinneszellen zu einer Nervenerregung veranlasst, die im Gehirn als Farbe ins Bewusstsein des Menschen tritt. Farbe ist also eine Sinnesempfindung und nicht nur eine physikalische Eigenschaft des Gegenstandes.

Die sichtbare Strahlung ist eine elektromagnetische Strahlung im Wellenlängenbereich von 380 bis 760 nm. Sie wird von Rezeptoren, den Zapfen auf der Netzhaut wahrgenommen. Ihr Empfindlichkeitsmaximum liegt bei den drei Hauptfarben rot, grün und blau.

Trifft Licht eines bestimmten Wellenlängenbereichs auf das Auge, erzeugt das außer der einfachen Sinnesempfindung noch weitere, komplexere und farbspezifische psychologische Wirkungen. Bei Menschen desselben Kulturkreises sind viele Gemeinsamkeiten, es zeigen sich aber auch individuelle Unterschiede.

Die Wahrnehmung von Farben wirkt auf zweierlei Art:

- Sie kann **Assoziationen** hervorrufen. Das sind Vorstellungen, meistens Erinnerungen an Dinge wie Feuer (Rot), Gras (Grün) oder Himmel (blau)
- Sie kann **Gefühle** hervorrufen z.B. gefährlich (Rot), giftig (Grün), frisch (Gelb)."*

Beides machen wir uns in der PraNeoHom zunutze.

Wirkung von Farben

Farben wirken auf unser autonomes Nervensystem. Sie beeinflussen unter anderem:

- Emotionen und Stimmungen
- den Gleichgewichtssinn
- den Hormonhaushalt
- die Körperrhythmen
- die Sexualität und Leidenschaft
- das Kaufverhalten und damit die Werbebranche
- die Aufmerksamkeit
- das Lernverhalten
- die Kreativität
- das Gedächtnis
- die Motivation

*Quelle: Wikipedia

Farbspektrum

	Farbe	Wellenlänge
	Rot	≈ 625–740 nm
	Orange	≈ 590–625 nm
	Gelb	≈ 565–590 nm
	Grün	≈ 520–565 nm
	Zyan	≈ 500–520 nm
	Blau	≈ 450–500 nm
	Indigo	≈ 430–450 nm
	Violett	≈ 380–430 nm
	Magenta	Mischfarbe
	Braun	Mischfarbe

Die Wellenlängen sind in Nanometern (nm) angegeben.

Quelle: Wikipedia

Die Charaktere der Farben

Wie Farben wahrgenommen werden, ist sehr unterschiedlich und individuell für jeden Menschen. Trotzdem gibt es bestimmte Assoziationen, die wir mit den Farben verbinden. Besonders interessant ist hierbei der Zusammenhang zwischen Farben und der Elementen-Lehre in der Traditionellen Chinesischen Medizin (TCM).

Grün

Grün verbinden wir mit dem Holzelement: dem Frühling, dem Neuanfang, damit Visionen zu haben und mit dem Wachstum in alle Richtungen. Grün kommt sehr häufig in der Natur vor. Wälder, Wiesen und Pflanzen sind durch den grünen Farbstoff Chlorophyll eine Wohltat für die Augen. Grün ist die Farbe des Friedens und der Harmonie, der Ruhe und Stille. Grün beruhigt, entspannt, bringt Zufriedenheit und Ausgeglichenheit. Grün ist die Farbe der Hoffnung. Grün wird aber auch mit Unreife, Gift, Neid und Eifersucht in Zusammenhang gebracht. Grün ist die Farbe der Gallenflüssigkeit.

Die Farbe Grün kann hilfreich eingesetzt werden bei:

- Keuchhusten, Bronchialkatarrh und Gelenksentzündungen
- chronischen Krankheiten
- Augenkrankheiten
- Zysten, Geschwülsten und Geschwüren
- Diabetes.

Untersuchungen zeigen: Feine Arbeiten können unter Grünlicht besser erledigt werden.

Rot

Rot ist die Farbe des Feuerelements, der Liebe, Freude und Leidenschaft, der Sexualität und Erotik, auch der Wut, der Aggression, der Energie, des Blutes, des Herzens und der Muskeln. Rot ist die Farbe mit dem größten Durchdringungsvermögen und wird daher für das Stoppsignal bei Ampeln eingesetzt, aber auch sonst, um Menschen zum Anhalten zu bringen. Doch rot macht auch gesprächig, erregt, heiter und eifrig.

Rot soll Faule fleißig machen und bei langsamen und trägen Kindern bei den Schularbeiten hilfreich sein.

Rot bringt das Blut in Wallung und findet bei Durchblutungsstörungen Anwendung. Auch bei folgenden Beschwerden kann Rot eingesetzt werden:

- Hauterkrankungen
- chronischem Husten
- Asthma
- eiterfreien Wunden und Entzündungen.

Gelb

Mit Gelb verbinden wir das Erdelement. Es ist die Farbe der Sonne im Zenit. Gelb strahlt Wärme und Geborgenheit aus, Schutz und Reichtum (Gold). Es ist die Farbe der Erntezeit, wenn die Kornfelder reifen und die Sonnenblumen unsere Felder schmücken, der Herbstzeit, wenn die Blätter auf den Bäumen sich golden färben. Gelb gibt uns das Gefühl, geborgen und sicher zu sein, überall willkommen und zu Hause zu sein. Gelb ist auch die Farbe der Fröhlichkeit.

Gelb:

- stärkt das Nerven- und Atemsystem
- fördert die Verdauung
- stärkt den Magen und das Drüsensystem.
- hilft bei Leber-, Blasen- und Nierenerkrankungen
- macht chronische Geschehen akut, damit kommt Bewegung in das System

Gelb fördert den Lerneifer und die Auffassungsgabe bei Kindern und wirkt sich positiv auf den Intellekt aus.

Orange

Orange ist die Farbe der in südlichen Gefilden wachsenden Orangen und der Kürbisse. „Suchende der Wahrheit", wie buddhistische Mönche und indische Sannyasins tragen orangefarbene Kleidung. Orange ist die Farbe der Trauerzeit, die Farbe gibt Kraft nach dem Tod eines geliebten Menschen. Orange steht für Unterstützung und Solidarität. Orange ist auch die Farbe des Sonnenaufgangs, der Heiterkeit und des Frohsinn.

- Bei Unzufriedenheit, Pessimismus, Psychosen und Depression stimuliert Orange die Lebensenergie
- Sklerotische Erkrankungen können durch Orange positiv beeinflusst werden
- Orange fördert den Appetit
- Bei Herzleiden besonders bei Herzinsuffizienz lässt sich ebenfalls Orange positiv einsetzen.

Weiß

Weiß ist eigentlich keine einzelne Farbe, sondern wird vom Auge als die Abwesenheit von Farbe wahrgenommen. In der TCM entspricht weiß dem Metallelement und damit dem Loslassen und der Konzentration auf das Wesentliche. Weiß gibt Struktur und Klarheit. Die Natur färbt sich in der kalten Jahreszeit in unseren Breiten mit einer weißen Schneedecke, die alle Geräusche dämpft und Stille und Reinheit ausstrahlt. Weiß ist die Farbe der Unschuld. Aus der Sicht des Lichtspektrums ist weiß jedoch die Summe aller Farben, was uns lehrt, dass in der Leere die Fülle enthalten ist.

- Wir verbinden weiß mit Krankenhäusern, Ärzten (Götter in Weiß) und Menschen in heilenden Berufen.
- Bei Feierlichkeiten, wie Hochzeit und Kommunion tragen die Frauen weiße Kleider, was Reinheit ausdrücken soll.
- In Indien gilt weiß als die Trauerfarbe (Farbe des Loslassens).
- Heilige tragen gerne weiß (weiß als die Farbe des höchsten Lichts).

Schwarz

Schwarz ist keine Farbe, sondern die Kombination von allen Farben zusammen. Zugleich ist sie die Zurückweisung aller Farben, die Abwesenheit von Licht. Schwarz strahlt Schutz und Abgrenzung aus: „Lass mich in Ruhe". Daher wird schwarz gerne von Jugendlichen getragen. Schwarz gilt aber auch als die Farbe der Angst und wird gelegentlich dem „Bösem" zugeordnet („schwarze Magie").

- Schwarz gilt bei uns als Trauerfarbe (Enthaltsamkeit, Zurückhaltung)
- Schwarz wird bei eleganten, seriösen Anlässen getragen: Im Theater und der Oper.
- Schwarz als Farbe der Gerechtigkeit wird auch von Richtern und Priestern getragen.

Schwarz wirkt sedierend auf hyperaktive Menschen.

Blau

Wird dem Wasserelement zugeordnet und verkörpert Ruhe, Stille, Schweigen und Zurückhaltung, aber auch Tiefe, wenn wir an das Meer denken. Blau kommt in der Natur viel vor, der Himmel. Alle Gewässer, Seen, Flüsse und das Meer sind blau, auch oft die Berge in der Ferne. Unsere Erde wird deshalb auch als der „blaue Planet" bezeichnet.
Blau wirkt entspannend und schmerzlindernd. Blau wird mit dem Adel in Verbindung gesetzt („blaues Blut") und strahlt Erhabenheit, Treue und Sympathie, aber auch Kälte aus.

Blau kann eingesetzt werden bei

- eitrigen Prozessen
- Schmerzen und Blutfülle
- Hämorrhoiden
- Schlaflosigkeit
- Blutungen
- Impotenz und Frigidität
- bei Beschwerden im Klimakterium
- reguliert die Muskel-, Bänder-, und Gewebekontraktionen
- bei Übergewicht.

Zappelige Kinder werden durch Bestrahlung mit der Farbe Blau ruhiger.

Violett

Violett ist die Farbe der Reife, der Spiritualität und des Geistes. Violett ist eine Mischung von Rot und Blau und drückt damit die Fähigkeit aus, Gegensätze zur Einheit zu bringen. Violett ist die Farbe der Tiefenentspannung, der zeremoniellen Magie, gibt geistige Kraft, fördert Erkenntnisse und hat eine Tiefenwirkung auf das Unterbewusstsein. Violett

- wirkt inspirierend
- ist zentrierend und fördert das Gedächtnis
- wird auch assoziiert mit der Frauenbewegung
- ist die Farbe der Frömmigkeit
- ist seit alters her als Geistesfarbe bekannt und wird auch bei Meditationen eingesetzt
- gleicht innere Unruhe aus
- wirkt sehr günstig auf die Milz und das Lymphsystem.

Einsatz von Farben

Wir können Farben in den unterschiedlichsten Formen einsetzen:

- Bestrahlung mit einer Lampe, mittels Folien oder farbiger Birnen. Dies hat sich als sehr effektiv herausgestellt
- Tragen von Farbbrillen oder farbige Folien vor den Augen. Über die Augen wird 80% der Information aufgenommen
- Auflegen von Farbfolien auf die Haut
- Auflegen von Tüchern (einhüllen)
- Farbig passende Kleidung anziehen (Bettwäsche)
- Farbkarten anschauen
- Farbigen Fotokarton als Schreib- oder Arbeitsunterlage
- Farbige Gardinen oder große Gegenstände in der Wohnung wie Sofa oder Bettbezug
- Anmalen von geometrischen Formen mit farbigen Stiften
- Anstrich von Räumen in günstigen Farben
- Schreiben von Information (Allergien, Psychische Themen) auf farbigem Papier und Übertragung auf Wasser

In jedem Falle ist es wichtig – z. B. mittels Rute - herauszufinden, welche Farben in Bezug zu einem Thema günstig sind und wie sie eingesetzt werden können. Auch hier gilt wieder, dass es keine verbindliche Zuordnung gibt. Es muss in jedem einzelnen Fall die Anwendung ausgetestet werden.

Meditation mit Farben

<u>Übung:</u> Mit geschlossenen Augen ein farbiges Tuch umhängen oder Person mit farbigem Licht bestrahlen.

- Welche Gefühle werden wahrgenommen?
- Wo und wie reagiert der Körper?
- Wo im Körper fühle ich die Farbe am stärksten?
- Welche Gefühle, Bilder, Sätze, Erinnerungen, Assoziationen bekomme ich?
- Welche unterschiedlichen Reaktionen gibt es auf die unterschiedlichen Farben?

Danach werden die Augen geöffnet und die Farbe wird wahrgenommen. Brillenträger sollten bei dieser Übung die Brillen abnehmen. Der Blick sollte ganz sanft sein, so als wolle man die Farbe mit den Augen aufsaugen. Es können dazu Töne gesungen werden oder Musik gespielt werden, die diese Farbwahrnehmung unterstützt. Ergänzend ist es empfehlenswert, Handmudras und/oder Aurasoma Essenzen einzusetzen.

In Folge Vorschläge zu den einzelnen Farben:

Grün
Musik: Ancient Dreams, P.O'Hearn
Mudra: Hände falten wie beim beten
Ton: KA

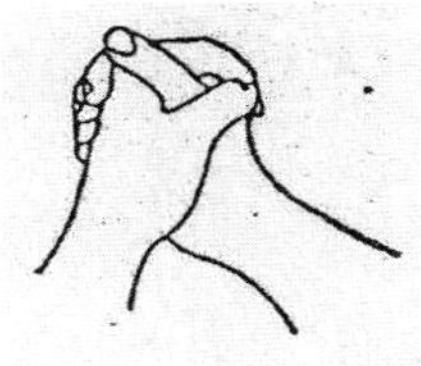

Rot
Musik: Tibetan Impressions Vol. II
Mudra: Namaste
Ton: A

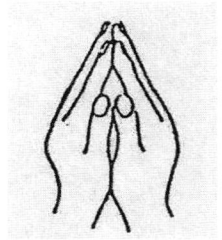

Gelb
Musik: Down to the moon, A. Vollenweider
Mudra: Schale
Ton: VE

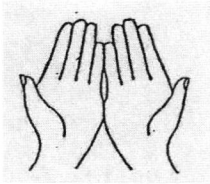

Orange
Musik: Orange and blue, Aldi Meola
Mudra: Daumen zusammen, Fäuste
Ton: OM

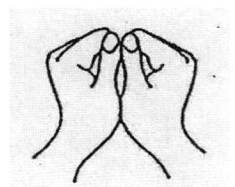

Weiß
Musik: Le Park, Tangerine Dream
Mudra: Finger berühren sich
Ton: PI

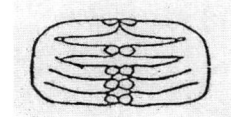

Blau
Musik: Dreamtime return, Steve Roach
Mudra: Zeigefinger einhacken
Ton: HU

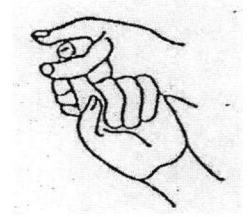

Violett
Musik: Accident in Paradise, Swen Väth
Mudra: Hand vor Augen, durch die Zwischenräume zwischen den Fingern schauen
Ton: WOW

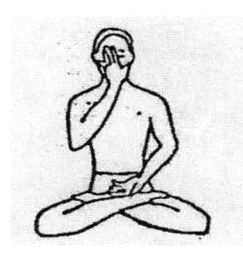

„Wenn ich mich besser fühlen
und gesünder werden will,
muss ich besser denken."

III. Glaubenssätze (Beliefs) nach Simonton

Der positive Placeboeffekt im Fall Mr. Wright

Ein kurzer Blick in die Geschichte der Placebo-Forschung zeigt uns den berühmten Fall eines Mannes, der in den fünfziger Jahren an einem Lymphosarkom im Endstadium litt. Die Nachwelt kennt ihn unter dem Pseudonym »Mr. Wright«. Nach dem Bericht seines Arztes Dr. West hatte er »im ganzen Körper zahlreiche orangengroße Tumore«. Zudem benötigte er eine Sauerstoffmaske zum Atmen, da sich sein Brustkorb mit einer »milchigen Flüssigkeit« gefüllt hatte. Die Krankheit war so weit fortgeschritten, dass sie mit den damals zur Verfügung stehenden Mitteln - Stickstofflost und Röntgenbestrahlung - nicht mehr behandelt werden konnte. Dennoch klammerte sich der Patient an eine letzte Hoffnung wie ein Ertrinkender an einen Strohhalm: Wie es der Zufall wollte, sollte das damals in der Boulevardpresse als Wundermittel gegen den Krebs gefeierte *Krebiozen* in der Klinik getestet werden.

Unglücklicherweise erfüllte Mr. Wright nicht die Voraussetzungen für eine Teilnahme an dem Experiment, da dafür gefordert war, dass der Probant eine Lebenserwartung von mindestens drei Monaten haben sollte. „Es wäre allzu optimistisch gewesen, ihm noch mehr als zwölf Wochen zu geben", schrieb Dr. West. Zudem reichte das Krebiozen, das der Klinik zur Verfügung gestellt worden war, nur für ein Dutzend Patienten, und alle Plätze waren bereits vergeben. Doch Mr. Wrights „Begeisterung war nicht zu bremsen", schrieb Dr. West, „und obwohl ich alles tat, um ihn davon abzubringen, flehte er mich weiter an, ihm diese Riesenchance zu geben. Und so entschloss ich mich schließlich, ihn wider besseren Wissens in das Programm aufzunehmen, obwohl ich damit auch gegen die Richtlinien des Krebiozen-Ausschusses verstieß."

Die Injektionen sollten dreimal wöchentlich verabreicht werden. Mr. Wright war bettlägerig und atmete schwer, als er an einem Freitag seine erste Spritze erhielt. Am Montag, als Dr. West aus dem Wochenende zurückkehrte, war er darauf gefasst, seinen Patienten »sterbend oder tot vorzufinden, so dass man das Medikament künftig einem anderen Patienten würde geben können«. Doch zu seinem Erstaunen fand er einen Genesenden vor. Der Zustand aller anderen Patienten, die das Mittel erhalten hatten, war unverändert, doch Mr. Wright spazierte auf der Station herum. »Er plauderte fröhlich mit den Schwestern und erzählte jedem, der es hören wollte, von seinem Glück.« Der Bericht über die anschließende Untersuchung hat inzwischen Berühmtheit erlangt. Darin heißt es: „Die Tumore waren geschmolzen wie Schneebälle in einem heißen Ofen. Bereits nach diesen wenigen Tagen hatten sie nur noch die Hälfte ihrer ursprünglichen Größe."

Nach zehn Tagen wurde Mr. Wright entlassen. Beinahe alle Krankheitszeichen waren verschwunden. Zwei Monate lang war er praktisch völlig gesund. Dann erfuhr er, dass alle Kliniken, die Krebiozen getestet hatten, *negative* Ergebnisse meldeten. Seine Hoffnung schwand, und schließlich fiel er in den früheren Zustand zurück. Zu diesem Zeitpunkt fasste Dr. West einen kühnen Gedanken: Er sah in dem Fall eine günstige Gelegenheit, mehr darüber herauszufinden, wie Quacksalber es manchmal schafften, mit vermeintlich sinnlosen Behandlungsprozeduren Heilerfolge zu erzielen. „Ich kannte meinen Patienten mittlerweile. Er war von Natur aus Optimist, und diesen Umstand machte ich mir nun zunutze. Meine Beweggründe waren rein wissenschaftlicher Natur. Ich führte das perfekte Kontrollexperiment durch und erhoffte mir davon Antworten auf die Fragen, die dieser verblüffende Fall aufgeworfen hatte. Im Übrigen konnte ihm mein Vorhaben in keiner Weise schaden, denn es gab nichts, womit ich ihm hätte helfen können."

„Ich log ihn bewusst an", schrieb Dr. West. „Ich sagte ihm, er solle nicht glauben, was in den Zeitungen stehe. Das Medikament gebe Anlass zu größter Hoffnung." Verständlicherweise fragte ihn der Patient, warum er dann einen Rückfall erlebt habe, und West flüchtete sich in die Behauptung, dass »die Substanz bei der Lagerung an Wirkung verliert« und dass am nächsten Tag ein neues hochreines, doppelt so wirksames Präparat geliefert werde. Er ging sogar so weit, eine Verspätung der angeblichen Lieferung vorzutäuschen, was die »Hoffnung des Patienten auf Rettung ins Unermessliche steigen ließ. Als ich ihm sagte, dass er nun eine neue Serie von Injektionen erhalten werde, reagierte er geradezu überschwänglich. Er war von einem unerschütterlichen Glauben beseelt.«

»Mit viel Trara und Theater (was ich unter den gegebenen Umständen für zulässig hielt)«, so Dr. West, verabreichte er ihm eine Injektion, die lediglich aus Wasser bestand. Mr. Wrights zweite Genesung war noch frappierender als die erste. Wieder schmolzen die Tumore dahin, und die Flüssigkeit in seiner Brust verschwand. Der Patient sah aus wie das blühende Leben, bis zwei Monate später die amerikanische Ärztevereinigung ihren Abschlussbericht veröffentlichte, in dem sie dem Medikament Krebiozen jede Heilwirkung abschrieb. Wenige Tage danach wurde Mr. Wright erneut mit allen Symptomen seiner bösartigen Krankheit ins Krankenhaus eingeliefert. Zwei Tage später war er tot.

Es ist schwer zu sagen, was bei diesem unerlaubten Experiment mit dem Patienten geschah. Manch einer wird von einem bloßen Zufall sprechen - schließlich weiß man von einigen Tumoren, dass sie im Verlauf der Krankheit wachsen und schrumpfen, wenn auch nur äußerst selten so dramatisch und fast nie im Takt von Placebo-Injektionen. Andererseits war Dr. Wests ungewöhnliches Experiment vielleicht der einzige reine Placebo-Versuch, den ein Arzt, jemals gezielt an einem Krebs-Patienten vorgenommen und später auch zugegeben hat, ein Versuch, der ausschließlich auf dem Glauben des Patienten beruht hat.

Placebowirkung durch Sir William Osler

In einer Biographie des um 1900 praktizierenden Sir William Osler wird eine Visite des berühmten Arztes am Krankenbett eines Jungen beschrieben, der an schwerem Keuchhusten und einer schweren Bronchitis erkrankt war. Heute sind solche Erkrankungen vergleichsweise harmlos, doch zur damaligen Zeit, als es noch keine Antibiotika gab, konnte der Arzt nur wenig tun, und so war eine Genesung des Jungen eher unwahrscheinlich. Der sterbenskranke Junge konnte nichts mehr zu sich nehmen und reagierte auf die Aufmerksamkeiten seiner Eltern und der Krankenschwestern nicht mehr.

Dr. Osler machte seinen ersten Hausbesuch bei dem Jungen in dem prächtigen scharlachroten Talar eines Oxforder Universitätsdozenten. „Ein solcher Doktor kam dem kleinen Jungen wie ein Besucher von einem anderen Stern vor", heißt es in dem Bericht. War er überhaupt ein Doktor? Oder nicht eher der Weihnachtsmann? Nach einer sehr kurzen Untersuchung setzte sich der ungewöhnliche Besucher, schälte einen Pfirsich, streute Zucker darüber und schnitt ihn in Stücke. Dann spießte er Stück für Stück auf eine Gabel und gab sie dem entzückten Patienten mit den Worten, er solle alles aufessen, davon werde ihm nicht schlecht, im Gegenteil, er werde feststellen, dass es ihm vielmehr gut tue, denn es sei eine ganz besondere Frucht.

Später an der Tür nahm Osler den Vater beiseite und erklärte ihm betroffen, dass der Junge nur geringe Überlebenschancen habe. Dennoch schaute er über einen Monat lang jeden Tag vorbei und vergaß nie, vor dem Betreten des Krankenzimmers den prächtigen Talar überzustreifen. Und jedes Mal gab er dem Jungen etwas zu essen. Es war unglaublich: An vierzig aufeinander folgenden Tagen besuchte einer der viel beschäftigten und berühmtesten Ärzte Londons einen Patienten, nur um ihm ein Placebo zu verabreichen. Doch genau dieser geniale Trick, der nichts mit akademischen Würden oder Laborgeheimnissen zu tun hatte, trug zu der unerwarteten und vollständigen Gesundung des Jungen bei.

Bereits 1929 veröffentlichte Erich Wittkower seine Beobachtungen über das Ansteigen der Leukozytenanzahl während verschiedener emotionaler Gefühlsregungen wie Angst, Wut oder Trauer. Somit war der Beweis für die funktionelle Vernetzung des Nervensystems mit dem Immunsystem erstmals nachgewiesen.

Neuropeptide nach Candace Pert

Für die Wirksamkeit unseres Denkens und Glaubens und auch von Placebos finden wir möglicherweise eine wissenschaftliche Grundlage in der Funktionsweise der „Neuropeptiden". Neuropeptide sind Moleküle mit Botenfunktion und kommen sowohl im Gehirn wie auch im übrigen Körper vor. Sie spielen mit hoher Wahrscheinlichkeit bei den vielfältigen Verknüpfungen zwischen Denken, Fühlen und Heilen eine zentrale Rolle.

„Um Informationen von Zelle zu Zelle weiterzugeben, hat der Körper verlässliche Boten. Auch Nervenzellen benutzen solche Botenstoffe, doch die Synapse, der Ort, wo Botenstoffe zur Informationsübermittlung gebraucht werden, ist in manchen Neuronen so weit vom Zellkörper entfernt wie ein Krater auf dem Mond vom Heidelberger Stadtgebiet. Die Nervenzelle hat dieses Problem durch einen genialen Trick gelöst, nämlich die Verwendung von Neurotransmittern als Botenstoffe und der synaptischen Vehikel als Postauto. Wie Nervenzellen Neuropeptide auf die weite Reise zur Synapse schicken, erforschten Wieland Huttner und seine Arbeitsgruppe in der Neurobiologie: Unsere Körperzellen sortieren und verteilen die von ihnen synthetisierten Proteine durch Mechanismen, die dem Zustellsystem der Post ähneln." (Quelle: Prof. Dr. Wieland Huttner, Neurobiologie, Heidelberg).

Eine Expertin in der Funktionsweise der Neuropeptide ist Candace Pert, die ehemalige Leiterin der Abteilung Gehirn-Biochemie am National Institute of Mental Health und Mitentdeckerin der Endorphine. Wenn jemand erklären kann, wie diese Verknüpfungen tatsächlich funktionieren, dann sie: „Das ist eine Kernspintomographie von meinem Gehirn", erklärt Candace Pert in einer Vorlesung vor Pharmakologiestudenten. Sie deutet auf die riesige Kernspintomographie eines eiförmigen Gebildes, das von einem bläulichen Leuchten umgeben ist, eine Art Faberge-Ei, in dessen Mitte ein Klecks schwimmt, umgeben von zinnenartigen Ornamenten. Die Signale, die zwischen Geist und Körper ausgetauscht würden, so ihre Erläuterung, seien Substanzen, die der Körper in seiner eigenen Apotheke herstellt: Die Palette reicht von Stimulantien oder Depressorsubstanzen bis zu Antibiotika und Insulin. „Auch „gefährliche" Drogen sind darunter", scherzt sie - wie zum Beispiel Testosteron und Progesteron, die ununterbrochen die Wahrnehmung von Jugendlichen trübten, Drogen, die das Bewusstsein verändern, Drogen, die die Physiologie verändern, und nicht zuletzt Drogen, die - definitionsgemäß - beides verändern.

Die Funktionsweise von Neuropeptiden und ihren Rezeptoren wird gewöhnlich mit einem Schloss und dem dazu passenden Schlüssel verglichen. Zu einem Peptid mit einer bestimmten Form passt nur ein bestimmter Rezeptor. Candace Pert fordert jedoch auf, sich ein weniger starres Bild zu machen:

»Diese großen und langen Proteine sind beweglich, dynamisch und verändern ihre Form. In der einen Gestalt setzen sie vielleicht irgendeinen Prozess in einer Zelle in Gang, in der anderen beenden sie ihn. Diese Botensubstanzen verändern sich von Sekunde zu Sekunde, und sie halten uns damit auf Trab. Eigentlich sind wir eine einzige große Signalstofffabrik.«

Pert ist davon überzeugt, dass viele dieser Signale des Gehirns mit Gefühlen zu tun haben, und verweist darauf, dass die kleinen, sich schlängelnden Neuropeptide in der Lage sind, den Blutstrom umzuleiten und »Liebeswallungen« hervorzurufen, indem sie das Öffnen oder sich Zusammenziehen von Blutgefäßen regulieren. Auch bei dem biologischen Mechanismus, der bei unerwarteten Genesungen wirksam ist und von dessen Existenz wir ausgehen, passen Schlüssel und Schloss perfekt zueinander.

Immunzellen verfügen alle über Rezeptoren für Neuropeptide. Das bedeutet, so Pert, »dass die Biochemie der Gefühle die Wanderung der natürlichen Killerzellen durch den Körper steuert«. Selbst Tumorzellen hätten solche Rezeptoren, und möglicherweise steuerten Gefühle auch deren Bewegungen. »Es ist auch durchaus nicht abwegig, sich eine Krebstherapie vorzustellen, die sich teilweise auf den Einfluss der Gefühle stützt. Das ist vielleicht auch der Grund, warum die Überwindung einer emotionalen Krise so häufig der Heilung vorauszugehen scheint. Das ist wie bei einem alten Fernseher, dem man einen Fußtritt gibt, wenn das Bild hängt.«

Wie Wirkungsweise der Neuropeptide erklärt möglicherweise, warum unser Denken und unsere Glaubenssätze über ein Zustellsystem, das dem der Post ähnelt, unseren gesamten Körper und damit auch unser gesamtes Erleben beeinflussen können.

Die Methode von Carl O. Simonton

Carl O. Simonton ist der Praktiker in der Anwendung der Ergebnisse der Psycho-Neuro-Immunologie. Er ist Facharzt für Strahlenheilkunde und Onkologie und hat sich international einen Namen gemacht als Pionier im medizinischen Neuland der psycho-immunologischen Krebstherapie. Nach dem Welterfolg des ersten Buches „Wieder gesund werden", erschien sein neuestes Werk „Auf dem Wege der Besserung", in dem er sein Ausbildungskonzept für Krebspatienten und ihre Angehörigen darlegt.

Simonton praktiziert dieses Konzept im Simonton Cancer Center in Pacific Palisades in Southern California und mittels 1-wöchiger Seminare in der ganzen Welt, insbesondere in Deutschland und Japan. Er beschäftigt sich seit Jahrzehnten mit der Wirkung von Denkstrukturen auf Krankheit und Genesung und ist inzwischen der führende Psychoonkologe mit außerordentlich guten Ergebnissen in der Tumortherapie.

Das Patientenprogramm basiert auf dem bahnbrechenden und erfolgreichen Modell der emotionalen Intervention und Betreuung. Dieses Modell entstand aus der Erkenntnis, dass Überzeugungen, Gefühle, Ansichten und Lebensstil wichtige Faktoren sind, welche direkten Einfluss auf die Gesundheit haben.

> „Wenn ich mich besser fühlen und gesünder werden will,
> muss ich besser denken."

Das Kernstück der Simonton Methode ist das Identifizieren der Grundhaltungen, oder „beliefs", die Gefühlen zu Grunde liegen. Wenn man diese Grundhaltungen auf ihren Charakter überprüft, sind es entweder gesunde oder ungesunde Grundhaltungen.
Die ungesunden Grundhaltungen werden dann durch den Patient/Klienten selbst in gesunde Grundhaltungen verändert. Wir nehmen dann geometrische Zeichen hinzu und prägen die Information mit dem Links-Rechts-Effekt auf Wasser. Wir testen die Therapiedauer aus, mindestens jedoch zwei Mal am Tag für soundso viele Tage/Wochen, wie bekannt.
Dies ist die amerikanische Version der **Placebolehre,** indem negative oder ungesunde Placebos in positive oder gesunde Placebos umgewandelt werden, indem man den Verstand umprogrammiert.

> „Nicht die Dinge regen uns auf,
> sondern die Art,
> wie wir sie betrachten."

Das ABC der Gefühle

A. Das auslösende Ereignis und die dazugehörige Wahrnehmung,
z.B. was man körperlich fühlt, was man sieht, hört, wahrnimmt

B. Die ernsthaften Gedanken, von denen man wirklich überzeugt ist, die Wahrnehmung betreffend

C. Die Gefühle, die als Reaktion auf diese Gedanken entstehen

Fragen zu unseren Überzeugungen

Wichtig ist zu überprüfen, ob die Gedanken, Überzeugungen oder Grundhaltungen, (im englischen beliefs) gesund oder ungesund sind. Dies gelingt mit folgenden Fragen, die über eine gesunde oder ungesunde Überzeugung entscheiden:

1. Beruht die Überzeugung auf Tatsachen?

2. Hilft die Überzeugung dir, dein Leben und deine Gesundheit zu schützen?

3. Hilft die Überzeugung dir, deine kurzfristigen und langfristigen Ziele zu erreichen?

4. Hilft die Überzeugung dir, deine größten Konflikte zu vermeiden oder zu lösen?

5. Hilft die Überzeugung dir, dass du dich so fühlst, wie du dich fühlen möchtest?

Wenn du auf eine oder mehr der 5 Fragen mit

„Nein" antwortest,

**ist deine Überzeugung oder
deine Glaubenshaltung
ungesund**

und bedarf der Änderung in eine gesunde.

Beispiele zu Glaubenssätzen nach Simonton

Ungesunde Glaubenssätze

Zum Leben

- Das Leben ist hart
- Ich bin ein Pechvogel
- Mich trifft es immer am härtesten
- Nach jedem Hoch kommt garantiert ein Tief

Zu Liebe/Partnerschaft/Beziehung

- Ich bin es nicht wert, geliebt zu werden
- Ich werde nie den richtigen Partner finden
- Verlass dich nicht auf andere oder traue nicht anderen Menschen, du wirst sowieso nur enttäuscht
- Chefs sind immer unangenehme Menschen
- Kinder sind eine Last

Zu Geld/Reichtum/Arbeit

- Ich bin es nicht wert, genug Geld zu verdienen
- Deutschland ist zur Zeit in einer finanziellen Krise, die mich sicher auch bald erwischt
- Geld verdienen ist schwer
- Nur durch harte Arbeit kann man sich das Nötigste verdienen

Zu Krankheit/Körper

- Mein Körper ist schwach und ich stecke mich leicht an
- Ich bin immer schon krank gewesen
- Krebs ist eine tödliche Krankheit.
- MS, AIDS, etc. sind unheilbare Krankheiten. Man muss sich damit abfinden

Zur Person

- Ich bin nicht in Ordnung, so wie ich bin
- Ich habe keinen Platz auf dieser Welt
- Ich muss mich im Leben verstellen, um akzeptiert zu werden
- Ich muss im Leben Kompromisse machen, die mich schwächen

Gesunde Glaubenssätze

Zum Leben

- Das Leben ist so wie es ist, mit Auf und Ab, mit Sonnenschein und Regentagen.
- Ich bekomme genau das, was ich für mein Wachstum brauche
- Ich bekomme so viel, wie ich auch gut bewältigen kann
- Das Leben ist nur hart, wenn ich dagegen kämpfe, gegen die Realität, indem ich es anders haben will.

Zu Liebe/Partnerschaft/Beziehung

- Ich darf mich selbst lieben und Liebe annehmen
- Ich öffne mich der allgegenwärtigen Liebe
- Ich darf lernen, meinen Wert zu erkennen, zu ehren und zu schätzen
- Ich öffne mich für Begegnungen mit Menschen, die mich nähren und bereichern

Zu Geld/Reichtum/Arbeit

- Ich öffne mich dem Überfluss des Lebens
- So, wie ich freiwillig gebe, darf ich auch vom Leben nehmen
- Ich bin es wert, meinen Lebensunterhalt mit Leichtigkeit zu verdienen
- Ich darf reich sein
- Auch in Krisenzeiten gibt es erfolgreiche Unternehmen. Ich lass es zu, ich öffne mich dafür

Zu Krankheit/Körper

- Mein Körper folgt meinen Gedanken. Ich bin bereit, gesund zu werden
- Ich kann mich so gut schützen, dass Ansteckung unmöglich ist
- Meine starken Selbstheilungskräfte ermöglichen es mir, schnell gesund zu werden
- Sobald ich die Ursache der Krankheit erkannt habe, verschwindet sie automatisch
- Ich öffne mich dafür zu erkennen, warum ich krank bin

Zur Person

- Ich darf lernen, mich so zu akzeptieren, wie ich bin. So wie jeder Stern am Himmel einzigartig ist, so ist auch jeder Mensch unwiederholbar und vollkommen
- In der Unvollkommenheit liegt die Vollkommenheit
- Ich darf kompromisslos für meine Wahrheit einstehen, wie auch immer sie aussieht, ich bin hundertprozentig dafür
- Ich bin da, wo ich bin, in jedem Moment, zu Hause in mir, in meinem Herzen, im Sein

Glaubenssätze zum Thema „Geld und Erfolg"

Eine Kollegin bat mich um Rat, da ihre neu eröffnete Praxis nicht den Erfolg brachte, den sie erwartet hatte. Wir fanden heraus, dass ungesunde Glaubenssätze dem im Weg standen. Nach einstündiger Beratung kamen folgende Glaubenssätze zum Vorschein. Nachdem sie umgeschrieben waren, halfen sie dazu, die Hindernisse aus dem Weg zu räumen. Einige Monate später berichtete sie mir, die Praxis würde ganz toll laufen, sie könne es nicht glauben.

Ungesunde Glaubenssätze	Gesunde Glaubenssätze
Ich darf nicht reich sein und es genießen, weil ich dann ein schlechtes Gewissen habe	Ich zeige meinen inneren und äußeren Reichtum und lerne ihn zu genießen
Ich werde nicht geliebt, weil ich Geld gleich Liebe setze.	Ich bin liebenswert und bin immer und überall im großen Überfluss versorgt.
Ich bin es nicht wert, das Geld zu nehmen, das ich mir vornehme, weil ich mich verantwortlich fühle für den Heilungserfolg meiner Patienten und ich es davon abhängig mache, ob die Patienten Geld haben	Ich bin es wert, durch die Verwirklichung meiner Arbeit das entsprechende Geld zu erhalten und ich weiß, jeder ist für seine Heilung absolut selbst verantwortlich
Ich habe Angst, Erfolg zu haben, und dass dadurch was Schlimmes passiert und ich in der Öffentlichkeit gedemütigt werde	Ich kann lernen, mit meinem Erfolg umzugehen und werde von anderen geachtet und geschätzt

Das Blatt mit den Glaubenssätzen wird ca. 20-mal am Tag gelesen, und zwar folgendermaßen: den ersten Satz links (ungesunder Glaubenssatz) und dann rechts (gesunder Glaubenssatz) und dann weiter zum zweiten Satz links (ungesunder Glaubenssatz) und dann rechts, (gesunder Glaubenssatz), usw. Außerdem können die Glaubenssätze auf Wasser übertragen werden.

Eine alternative ist es, nur die rechte Seite zu lesen mit den gesunden Glaubenssätzen und die linke Seite mit den ungesunden Glaubenssätzen abzuschneiden und nur zum herstellen der gesunden Glaubenssätze zu nutzen. Interessant ist es diese Sätze aufzuheben. Wenn wir sie dann nach ein paar Wochen/Monaten wieder lesen, stellen wir erstaunt fest, wie sich unsere Haltung verändert hat durch diese Arbeit.

Der Patient sollte auf jeden Fall mindestens einmal am Tag in einer Tiefenentspannung eine Visualisation machen, bei der er sich die Situation vorstellt, in der sich die gesunden Glaubenssätze manifestiert haben.

Glaubenssätze zum Thema „Sexualität"

Eine Patientin kam in die Praxis und hatte Unterleibsschmerzen. Bei näherem Untersuchen der Ursachen stellte sich heraus, dass unter anderem, ungesunde Glaubenssätze dafür verantwortlich waren. Wir schrieben die Glaubenssätze um und die Patientin gewann Klarheit in dieser Thematik und die Schmerzen ließen nach. Sie bekam wieder neue Kraft und unternahm weitere Maßnahmen zur endgültigen Heilung ihrer Schmerzen. Psychische Schmerzen, die wir unterdrücken, manifestieren sich oft auf körperlicher Ebene. Wenn wir beginnen, die versteckten Gefühle zuzulassen, ist dies ein erster Schritt in Richtung Heilung.

Ungesunde Glaubenssätze	Gesunde Glaubenssätze
In einer langjährigen Beziehung gibt es keinen guten Sex	In einer langjährigen Beziehung kann es guten Sex geben oder auch nicht
Ich zerstöre mit meinem Verhalten das Begehren der Männer	Ich darf lernen, die Lust und das Feuer im Mann zu locken
Ich mache mich unattraktiv, weil ich als Frau nicht in meiner Würde bin	Ich bin es Wert von Männern begehrt zu werden und erkenne den Wert der Frau als empfänglicher Pol an
Ich muss mich bestrafen, wenn ich eine gute Zeit habe und meine Sexualität lebe	Ich darf mein Leben und meine Sexualität genießen, auch wenn andere damit nicht klar kommen

Glaubenssätze erkennen und umschreiben

Manchmal gibt es krankmachende Glaubenssätze, die unterbewusst in unserem Leben eine Rolle spielen. Hier geht es darum, diese Glaubenssätze zu erkennen und umzuschreiben, damit wir Hilfe und Unterstützung erfahren und auch annehmen können.

Testablauf:

- den ungesunden Glaubenssatz anhand einer Liste oder Erfahrung austesten und formulieren
- das entsprechende geometrische Umkehrzeichen austesten
- das Zeichen und den ungesunden Glaubenssatz auf einer Hälfte eines Blattes aufschreiben
- einen gesunden Glaubenssatz aus dem ungesunden Glaubenssatz formulieren. Dieser gesunde Glaubenssatz entspricht der Realität, während der ungesunde Glaubenssatz von negativen Gefühlen geprägt ist.
- Ypsilon zur Verstärkung des gesunden Glaubenssatzes auf die andere Hälfte des Blattes malen
- austesten wie lange und wie oft dieses Blatt angeschaut werden soll
- Informationsübertragung auf Wasser
- auch hier kann die Unterstützung durch eine Farbe hilfreich sein
- anschließend das Wasser trinken

Der „Trick" bei der Simonton-Methode liegt darin, den ungesunden Glaubenssatz durch einen Glaubenssatz zu ersetzen, der gesund UND ZUGLEICH EBENSO GLAUBWÜRDIG IST WIE DER ALTE ODER SOGAR MEHR. Das Entwickeln des neuen Glaubenssatzes zusammen mit dem Patienten/Klienten kommt dabei einer Forschungsarbeit gleich. Wir spüren es, wenn ein guter, stimmiger Glaubenssatz „einrastet", wir erleben es an

- einem Aha-Effekt

- einem Aufleuchten von Erkenntnis

- etwas in uns sagt ja dazu und nimmt den neuen Glaubenssatz bereitwillig an

- der neue Glaubenssatz verändert sichtbar unsere Einstellung

- wir lassen uns von ihm gerne bewegen.

Jeder Neubeginn,
jede neue Geburt
macht mein Leben
spannend und interessant
und gibt mir die Chance
zu wachsen und zu lernen.
Ich heiße sie willkommen.

„The world is my perception of it.
I see and hear only through the filter of my story."

Frei übersetzt:
„Die Welt ist meine Wahrnehmung von ihr.
Ich sehe und höre nur durch den Filter meiner Geschichte"

Byron Katie

IV. The Work von Byron Katie

von Baulo Rihana Rösel, Ottobrunn

The Work von Byron Katie in der PraNeoHom®

Die Methode „The Work" ergänzt sich hervorragend mit der „Praxisorientierten Neuen Homöopathie" PraNeoHom. Warum?

- *Praxisorientiert* – auf jeden Fall, denn unser Denken hat bekanntlich einen großen Anteil an unserem Gesundsein, an Krankheit und Heilung.

- *Neu* – in dieser Form ist „The Work" aus der Erfahrung von Byron Katie im Laufe der letzten 20 Jahre entstanden

- *Homöopathie* – in einer Form ja, denn wir arbeiten mit dem, worauf die modernen Homöopathen den größten Wert legen, was Rajan Sankaran als „Central Delusion" bezeichnet: den Fehlwahrnehmungen.

Fehlwahrnehmungen sind:

1. Gedanken

2. Gedanken, die nicht mit der Wirklichkeit übereinstimmen

3. Alle Urteile

Durch „The Work " (dt. Die Arbeit) heilen wir unser Denken. Wir nehmen einen Gedanken, der uns Stress und Leid verursacht, und überprüfen ihn auf seinen Wahrheitsgehalt. Und im Lichte der Wahrheit betrachtet – so die Erfahrung – löst er sich auf. Es entstehen Freiheit, Frieden und die Liebe zu dem, „was ist". „The Work" ist ein Weg zur Befreiung von allem, was uns davon abhält, uns der Tatsache bewusst zu sein, dass wir Eins sind mit dem, „was ist". Das ist letztendlich das wahre Heil-Sein, die wahre Heilung oder, anders ausgedrückt: das Ende des Leidens.

Wir arbeiten also mit dem, was uns sowieso immer umgibt. Dabei werden die Gedanken nicht „wegmeditiert", sie sind keine Feinde sondern Freunde, die einem helfen, in Frieden zu kommen.

„Willst du die Wahrheit?", so beginnt Byron Katie, die Begründerin von „The Work", manchmal ihre Dialoge mit Ratsuchenden. „Die Wahrheit wird dich befreien."

Aus Katies Leben

Byron Katie war eine normale amerikanische Geschäftsfrau, verheiratet, drei Kinder. In ihren 30ern war sie immer depressiver geworden. Dies steigerte sich in den nächsten zehn Jahren derart, dass sie nicht einmal mehr im Bett schlief, sondern auf dem Boden davor. Sie glaubte, sie sei es nicht wert in einem Bett zu schlafen. An diesem Tiefstpunkt angelangt, wachte sie eines Morgens auf und – alles hatte sich für sie verändert: Die Welt war schön, sie nahm die Vollkommenheit in allem wahr. Sie befand und befindet sich seitdem im Zustand des „Lieben was ist" – so auch der Titel ihres ersten Buches.

Nach diesem Erwachen stellte sie fest, dass ihr die gleichen Gedanken kamen wie zuvor und sie erkannte, was der einzige Unterschied zwischen jetzt und der Zeit vor ihrem Erwachen war: Zuvor hatte sie diesen Gedanken geglaubt. Nun begann sie, jeden einzelnen Gedanken zu untersuchen.

Dies war 1986. Damals lebte sie in Barstow, einer kleinen Stadt am Rande einer Wüste, in der sie viel Zeit alleine verbrachte. Den Menschen um sie herum fiel auf, dass es die alte depressive und aggressive Katie nicht mehr gab. Es ging ein Strahlen von ihr aus und immer mehr Menschen kamen zu ihr, um Rat zu suchen. Sie konnte ihnen helfen, indem sie mit ihnen genau das tat, was sie bei sich selbst machte: die stressverursachenden Gedanken und Konzepte untersuchen. Rasch lernte sie, dass man diese Gedanken aufschreiben muss, sonst ist der Verstand einfach zu schnell darin, der Wahrheit auszuweichen. *„Aller Krieg gehört aufs Papier"*, ist einer ihrer Kernsätze.

Anfangs konnte Katie nicht in verständliche Worte fassen, was ihr geschehen war. Sie hatte keinen religiösen oder spirituellen Hintergrund dafür. Manchmal wurde sie gefragt, ob sie erleuchtet sei und sie antwortete: „Ich bin nur jemand, der den Unterschied kennt zwischen dem, was weh tut und dem, was nicht weh tut."

Das ist das Angenehme an „The Work", da ist nichts Mysteriöses dran, es ist vollkommen einfach. Es wird nichts gelehrt und nichts vorausgesetzt. Man braucht dabei kein psychologisches oder spirituelles Denkgebäude, nur Stift und Papier, um die stressverursachenden Gedanken aufzuschreiben – und an denen herrscht wahrhaft kein Mangel. Man arbeitet also mit dem, was einen sowieso immer umgibt. Dabei werden die Gedanken nicht „wegmeditiert", sie sind keine Feinde sondern Freunde, die einem helfen, in Frieden zu kommen.

Es ist ein praktischer und einfacher Weg. Doch gehen dürfen wir ihn selbst. Ich schreibe mit Absicht „dürfen". Denn was nach der Arbeit an solch einem, oft lebenslang als Wahrheit akzeptierten Glaubenssatzes entsteht, ist ein überwältigendes Gefühl von Freiheit und Glückseligkeit, von Aufgehobensein in der Existenz, von Angenommen- und Geliebtsein. Und mit jedem weiteren Gedanken, den wir untersuchen, tun wir uns leichter. „The Work" wird so natürlich wie das Atmen: Ein Gedanke kommt, ich spüre die Enge oder den Schmerz, den er auslöst, und sofort ist „The Work" da. Für den Anfang braucht es allerdings schon etwas Mut, von den alten gewohnten Konzepten über die Wirklichkeit loszulassen.

Die drei Prinzipien

„The Work" ist keine Religion. „The Work" gibt keine Glaubenssätze, die wir uns aneignen sollen. Im Gegenteil, „The Work" ist das Ende aller Glaubenssätze. Und doch haben sich aus Katies Erfahrung drei Prinzipien herauskristallisiert. Sie sind einfach und einleuchtend. Es erleichtert das Leben, sie sich einmal bewusst gemacht zu haben. Katie formuliert gerne kurze pointierte Sätze, die in ihrer Treffsicherheit zum Lachen bringen und einprägsam sind, wie den folgenden.

1. *„Kämpfe gegen die Wirklichkeit und du verlierst – aber nur jedes Mal."*

Probleme entstehen dadurch, dass wir die Wirklichkeit anders haben wollen, als sie ist. Aus diesem Anrennen gegen die Realität entsteht Schmerz. Wir ändern die Realität nicht. Wenn es regnet, dann regnet es. Wenn irgendwo Krieg herrscht, dann ist dort Krieg. Der Krieg endet nicht rascher, wenn wir unseren eigenen Krieg hinzufügen.

„Solange kein Frieden in dir ist, gibt es keinen Frieden in der Welt, denn du bist die Welt",

sagt Katie. Manche mögen einwenden: „Wenn ich nicht mehr gegen die Wirklichkeit ankämpfe, dann werde ich ja passiv." Doch ist das wahr? Was gibt mir mehr Kraft: „Ich hätte meinen Job nicht verlieren sollen", oder „Ich habe meinen Job verloren. Was kann ich nun tun?"

2. *„Es gibt drei Arten von Angelegenheiten: meine, deine und Gottes."*

Den meisten Kummer verursachen wir uns, wenn wir in den Angelegenheiten von jemand anderem sind: Wenn wir der Existenz (Gott) vorschreiben, wie sie zu sein hat, oder wenn wir andere Menschen verbessern wollen.

„Es sollte nicht regnen" – hier befinde ich mich in Gottes Angelegenheiten.
„Du solltest weniger rauchen" – ich bin in den Angelegenheiten der anderen Person.

3. *„Gedanken sind nicht persönlich."*

Gedanken kommen und gehen, bis zu 60 Tausend pro Tag. Doch an einigen klammern wir uns fest, wir wiederholen sie gebetsmühlenartig und definieren uns über sie. Meist läuft diese Auswahl gewohnheitsmäßig und völlig unbewusst ab, aufgrund unserer Glaubenssätze. Doch mit „The Work" können wir uns ihrer bewusst werden.
Wir meditieren sie nicht weg und wir programmieren sie nicht um. Im Gegenteil: wir heißen sie willkommen und untersuchen sie. Dann lassen sie *uns* los.

Habe ich einmal den Gedanken: „Ich bin zu dick" als nicht der Wirklichkeit entsprechend erkannt, so hat er nicht mehr die Macht, mich stundenlang zu beschäftigen und zu deprimieren. Wenn er das nächste Mal auftaucht, bringt er mich vielleicht zum Lächeln: „Tja, das habe ich doch wirklich einmal geglaubt", und bald taucht er überhaupt nicht mehr auf.

Die vier Fragen und die Umkehrung

„The Work" besteht praktisch nur aus vier Fragen und der Umkehrung des ursprünglichen, stressverursachenden Gedankens.

Ein Beispielsatz: „Mein Freund sollte seine Socken wegräumen". Setzen Sie für „mein Freund" jemanden ein, mit dem Sie zu einem vergleichbaren Thema Ärger haben.

Die vier Fragen

1. **Ist das wahr?** Bei dieser ersten Frage geht es um unsere Wahrheit. Wir wollen frei werden. Es geht nicht darum, Recht zu haben.

2. **Kannst du mit absoluter Sicherheit wissen, dass das wahr ist?** Wenn wir die erste Frage mit einem „Ja" beantwortet haben, ist dies die Aufforderung noch etwas tiefer zu schauen: Stimmt mein Satz mit der Wirklichkeit überein? Oft wollen wir, dass etwas so oder so ist, aber die Wirklichkeit fügt sich nicht unserem Diktat.

3. **Wie reagierst du, wenn du diesen Satz denkst?** Hier geht es um das Innehalten, um das Hineinspüren. Wo in meinem Körper spüre ich das? Wie behandle ich mich selbst, vielleicht mit Selbsthass oder Verachtung oder Vorwürfen; fühle ich mich als hilfloses Opfer; treibt mich das Gefühl zum Kühlschrank oder zünde ich mir eine Zigarette an? Was denke ich, z.B.: Das Leben ist ungerecht. Wie behandle ich den anderen?

4. **Wer wärst du ohne diesen Gedanken?** Wenn ich diesen Gedanken überhaupt nicht denken könnte, wer wäre ich in der gleichen Situation? „Frei", „liebend", glücklich", so beschreiben viele ihr Erleben, wenn sie diese Frage von innen heraus beantworten. Diese Frage bringt meist eine enorme Verwandlung mit sich und die Erkenntnis: „Das ist mein wahres Wesen, ich bin liebevoll, glücklich und frei."

Die Umkehrungen

Mit den Umkehrungen unseres ursprünglichen Satzes können wir nun spielen. Sie dienen dazu, unsere engen Ansichten über die Welt zu erweitern. Nachdem wir mit den vier Fragen durch den Prozess gegangen sind, ist die Umkehrung oft ein zusätzliches A-HA-Erlebnis. Es gibt viele Möglichkeiten den ursprünglichen Satz: „Mein Freund sollte seine Socken wegräumen" umzukehren, z. B.

„Er sollte sie nicht wegräumen" – genau, weil er es ja nicht tut; oder
„Ich sollte seine Socken wegräumen" – wenn sie mich stören; oder
Ich sollte meine Gedanken aufräumen – wenn mir ein sauberes Haus wichtig ist, kann ich bei meinem – inneren – Haus beginnen.

Und noch etwas Faszinierendes: Wenn ich mich ändere, ändern sich auch alle anderen. Wenn ich beginne, die Socken aufzuheben, ohne eine Geschichte darum herum zu machen, kann es passieren, dass mein Partner sie unaufgefordert selbst aufhebt.

Katie sagt: **„Es braucht nur einen Menschen, um einen Krieg zu beenden: dich."**

Kann man „The Work" für sich alleine anwenden?

Ich antworte hier mit einem klaren „Jein". Inzwischen „worke" ich oft für mich allein, doch genieße ich den Work-Austausch. Als ich mich allerdings vor einigen Jahren, nur mit dem Buch „Lieben was ist" bewaffnet, meinen eigenen Themen zugewandt habe, war das mühsam.
Wirklich „Klick" gemacht hat es, als ich Katie das erste Mal arbeiten sah. Sie in der Arbeit mit Ratsuchenden zu sehen, zu hören und zu spüren ist ein Erlebnis. Die ganze Frau ist reine Liebe in Aktion. Voller Humor und Lebensweisheit. Sie ist durch ihre eigene Hölle gegangen. Nun ist sie ein vertrauenswürdiger Pfadfinder für diejenigen, die noch in der Hölle ihrer eigenen Gedanken festhängen, aber heraus wollen.

Die Heilkraft von „The Work"

„The Work" ist eine Methode, um psychische Probleme zu lösen. Sie wird in der Einzelarbeit, der Partnerberatung und der Mediation, in Firmen sowie in Gefängnissen, erfolgreich angewendet.

Doch darüber hinaus ist sie ein Weg, alles Leiden zu beenden.

„The Work" ist auch eine Arbeit des „ErINNERns". Katie sagt oft: „Die Fragen stehen auf dem Papier, doch die Antworten kommen aus dem Herzen." Mit Herz meint sie unser Innerstes, das wahre Wesen. Dieses Erinnern, dieses In-Kontakt-Kommen mit dem eigenen Inneren ist ein wesentlicher Anteil der Heilkraft von „The Work".

Katie lehrt nichts, sie spricht nicht die Wahrheit aus, sie gibt uns keine Antworten. Sie hat etwas Besseres: Die Fragen. Damit können wir die Wahrheit selbst erfahren.

Katies Methode des Fragens erinnert an die Dialoge mit Sokrates, bei denen es auch um die Suche nach der Wahrheit geht und das Erkennen dessen, was unwahr ist.
„The Work" ist ebenfalls eine Form der „Philo-sophia", ist ein „Freund der Weisheit", und zwar eine sehr praktische Form. Wir nutzen das, was uns im täglichen Leben stresst oder ärgert. Ein unangenehmes Gefühl taucht auf, ein Gedanke ist damit verbunden, ich schreibe mir alles von der Seele – und mache „The Work" damit.

„The Work" funktioniert mit oder ohne Katie, mit oder ohne eine andere Person, die einem die Fragen stellt. Diese vier unschuldigen Fragen nach der Wahrheit haben es in sich. Hat man einmal den Prozess und die Freiheit, die die Wahrheit schenkt, selbst erlebt, mag man gar nicht mehr damit aufhören. Jeder stressvolle Gedanke wird dann willkommen geheißen. Er ist das Tor zu mehr Freiheit und bedingungsloser Liebe. Wir befinden uns auf dem Weg zu dem liebevollen Selbst, das wir in Wirklichkeit sind – in Liebe zu uns und allem, was ist.

Dazu noch ein Gedanke von A. Einstein, den Katie des Öfteren zitiert: „Die wichtigste Erkenntnis meines Lebens ist die, dass wir in einem liebenden Universum leben."

Mehr Informationen zu Vorträgen und Seminaren mit Byron Katie: www.thework.com
Baulo Rihana Rösel ist Heilpraktikerin und gibt Einzelsitzungen, leitet Gruppen und hält Vorträge über „The Work" www.baulo.de

Die Einladung (indianisches Gedicht)

Es interessiert mich nicht, womit du deinen Lebensunterhalt verdienst.
Ich möchte wissen, wonach du innerlich schreist
und ob du zu träumen wagst, der Sehnsucht deines Herzens zu begegnen.

Es interessiert mich nicht, wie alt du bist.
Ich will wissen, ob du es riskierst, wie ein Narr auszusehen,
um deiner Liebe willen, um deiner Träume willen und für das Abenteuer des Lebendigseins.

Es interessiert mich nicht, welche Planeten im Quadrat zu deinem Mond stehen,
Ich will wissen, ob du den tiefsten Punkt deines eigenen Leids berührt hast,
ob du geöffnet worden bist von all dem Verrat,
oder ob du zusammengezogen und verschlossen bist aus Angst vor weiterer Qual.
Ich will wissen, ob du mit dem Schmerz – meinem und deinem – dasitzen kannst, ohne zu
versuchen ihn zu verbergen oder zu mindern oder ihn zu beseitigen.

Ich will wissen, ob du mit Freude – meiner und deiner – dasitzen kannst,
ob du mit Wildheit tanzen und dich von der Ekstase erfüllen lassen kannst,
von den Fingerspitzen bis zu den Zehenspitzen,
ohne uns zur Vorsicht zu ermahnen, zur Vernunft,
ohne die Grenzen des Menschseins zu bedenken.

Es interessiert mich nicht, ob die Geschichte, die du erzählst, wahr ist.
Ich will wissen, ob du jemanden enttäuschen kannst, um dir selbst treu zu sein.
Ob du den Vorwurf des Verrats ertragen kannst und nicht deine eigene Seele verrätst.

Ich will wissen, ob du vertrauensvoll sein kannst und von daher vertrauenswürdig.
Ich will wissen, ob du die Schönheit sehen kannst,
auch wenn es nicht jeden Tag schön ist
und ob du dein Leben aus Gottes Gegenwart speisen kannst.

Ich will wissen, ob du mit dem Scheitern – meinem und deinem – leben kannst
und trotzdem am Rande des Sees stehen bleibst
und zu dem Silber des Vollmonds rufst: "Ja!"

Es interessiert mich nicht zu erfahren, wo du lebst und wie viel Geld du hast.
Ich will wissen, ob du mit mir in der Mitte des Feuers stehen wirst
und nicht zurückschreckst.

Es interessiert mich nicht, wo oder was oder mit wem du gelernt hast.
Ich will wissen, was dich von innen hält, wenn sonst alles wegfällt.
Ich will wissen, ob du allein sein kannst und in den leeren Momenten
wirklich gern mit dir zusammen bist.

Oriah Mountain Dreamer, indianischer Stammesältester

„Licht, Farben, Klänge,
Überzeugungen, Entdeckungen.
Wie schön ist es, die Augen zu öffnen,
wie wohlklingend ist es, hinter die Dinge zu lauschen,
wie erhebend ist es, zu entdecken,
in welchem Ausmaß wir unsere Realität mitgestalten."

Klaus Jürgen Becker

Danksagung

Ich möchte mich an dieser Stelle bei meinem „Wolfsrudel" (Schüler, Kollegen und Freunde) bedanken, allen, die mir geholfen haben, diese PraNeoHom-Lehrbücher zu erstellen, die mir beratend, seelisch, emotional und praktisch beigestanden haben. Nur mit euch zusammen ist so ein Werk möglich geworden.

Besonderer Dank gebührt Baulo Rihana Rösel, Alvina M. Kreipl, Klaus Jürgen Becker, Cebrián Matthias Mann, Hans Joachim Pollin und Sabine Krämer für ihr Engagement für dieses Lehrbuch. Ganz herzlich möchte ich mich auch bei den vielen Patienten bedanken, die mir ihr Vertrauen geschenkt haben. Meiner Mutter Margret und Hanna Westerhoff danke ich für die gute Lektorierung.

Quellenverzeichnis

„Klänge für die Seele" von Harald Knauss,
VAK – Verlag
„Lichtblicke in der ganzheitlichen Zahnmedizin" von Peter Mandel,
Edition Energetik
„Farb- und Musiktherapie für Tiere" von Rosina Sonnenschmitt,
Sonntag Verlag
„Wieder gesund werden" von O. Carl Simonton, Rowohlt Verlag
ISBN 3-499-19199-7
„Auf dem Wege der Besserung" von O. Carl Simonton, Rowohlt Verlag
ISBN 3-499-19791-X
„Byron Katies The Work" von Moritz Boerner,
Goldmann Verlag
ISBN 3-442-14175-3
„Der Wahrheit ist es egal, wo du sie findest" von Moritz Boerner,
Goldmann Verlag
ISBN 3-442-21634-6
„Lieben was ist – Wie vier Fragen Ihr Leben verändern können"
von Byron Katie, Goldmann Verlag
„Ich brauche deine Liebe – Stimmt das?"
von Byron Katie, Goldmann Verlag
„Aura Soma" von Irene Salichow und Mike Booth, Knaur Verlag
ISBN 3-426-76051-7
„Meinen Körper in meine Hände nehmen" von Kim da Silva, Knaur Verlag
ISBN 3-426-87066-5
„Die kosmische Oktave, der Weg zum universellen Einklang" von Cousto, Synthesis Verlag
ISBN 3-922026-24-9
„Die Oktave, das Urgesetz der Harmonie" von Cousto, Simon + Leutner Verlag
ISBN 3-9222389-21-X
„Warum wir rote Äpfel lieben" von Diethard Stelzl, Kösel Verlag
ISBN 3-466-34410-7
Wikipedia, die freie Enzyklopädie

Leserservice

Lieber Leser,

ich freue mich, dass Sie mich bis hierhin begleitet haben. Sie haben mit dem vorliegenden Material ein umfassendes und tiefgreifendes Werkzeug an die Hand bekommen. Noch vor einigen Jahren war dieses Wissen nur in Zusammenhang mit einem Seminar verfügbar.
Das Internetzeitalter gibt heute jedem die Möglichkeit, sich optimal zu informieren. Im Zuge dieser allgemeinen Freigabe von Wissen habe ich mich entschieden, meine Lehrbücher jedem zugänglich zu machen, auch wenn er keine Ausbildung bei mir oder meinen Schülern macht.
Für meine Seminare und Lehrbücher gilt gleichermaßen: Das Wissen der PraNeoHom gebe ich freizügig und gerne weiter. Jeder, der bei mir Seminare besucht, kann dies bestätigen: Information wird bei mir nicht zurückgehalten, sondern ganz im Gegenteil: Es ist mein Anliegen und meine Vision, dass diese wertvolle Heilmethode in jeden Haushalt kommt und Menschen dabei hilft, sich selbst und ggf. auch andere zu heilen.
Ich selbst vertrete den Standpunkt, dass Wissen auf eine qualifizierte Weise weitergegeben und achtsam genutzt werden sollte. Um eine optimale Anwendung zu gewährleisten, halte ich deshalb weiterhin eine fundierte Ausbildung bei mir oder einem meiner Schüler für angemessen
Ein derart umfassendes Thema wirft natürlich Fragen auf. Antworten darauf, weitere Informationen und praktische Begleitung erhalten Sie in unseren Seminaren, die auch Sie besuchen können. Dort können Sie mich und die Möglichkeiten der PraNeoHom „live" erleben. Ich würde mich freuen, Sie in Kürze in meinen Seminaren persönlich kennen zu lernen. Unverbindliche Kursinformationen und weiterführendes Material erhalten Sie unter www.praneohom.de

Über die Autorin

Layena Bassols Rheinfelder, geboren 1958 in Barcelona, Mutter von zwei erwachsenen Kindern, 1975 Biologie-Studium an der LMU München.

"Damals konnte ich meine Liebe zur Natur nicht in Einklang bringen mit der wissenschaftlichen Art, Phänomene nur über den Verstand zu erfassen. So begann die Suche nach mir Selbst, geprägt von den existentiellen Fragen:
> *Was ist wirklich wichtig im Leben?*
> *Wer bin ich? Wer nimmt diesen Moment war?*

Es folgten viele Reisen nach Indien, viele Reisen nach Innen begleitet von meinen spirituellen Lehrern Osho, Samarpan... und den Lehren Ramana's. Durch Gnade durfte ich nach Hause kommen und der Stille begegnen."

Ihr Werdegang

- Seit 1998 ist sie **Heilpraktikerin** in eigener Praxis
- 1989 **Ausbildung in Tibetan Pulsing Healing**, eine meditative Körpertherapie bei Dheeraj James Rudolph Murley in Indien
- 1998 **Ausbildung in der Neuen Homöopathie** und Hospitation bei der Ärztin Bärbel Westermann (Neuburg a. D.)
- 1999 **Ausbildung in Prozessorientierte Homöopathie** bei Alfons Pollak
- 2005 **Ausbildung in "Ikonen der Seele"**, homöopathische, wunderorientierte Aufstellungen bei Andreas Krüger. Inspiriert wurde sie auch durch die Seminare von Daan van Kampenhout, Peter Orban, Prof. Dr. Franz Ruppert, Prof. Dr. Matthias Varga von Kibéd, Lisa Böhm und Wolfgang Friederich u.a.
- 2006 **Ausbildung in The School for The Work von Byron Katie**
- **Besuch verschiedener Seminare und Therapiegruppen**: Carl O. Simonton (Psychoonkologie und Glaubenssatzarbeit), „The Journey" von Brandon Bays, Emotional Balance von Roy Martina, Obertonsingen mit Chris Amrhein und Gewaltfreie Kommunikation nach Rosenberg, Primärtherapie, Rebirthing, Tantra etc.
- **Körpertherapien:** Reiki-Einweihung, Dornmethode, Massagetechniken (Schwedische Ganzkörpermassage, Wirbelsäulenmassage nach Breuss, u.a.).
- **Langjährige Meditationserfahrung**: Dynamische, Kundalini, Mystik Rose, No-Mind, Vipassana, u.v.m. Sie wurde begleitet von verschiedenen spirituellen Lehrern u.a. Osho, Samarpan und Tony Parson.

Die Entstehung der PraNeoHom®

Seit 1999 unterrichtet Layena Bassols Rheinfelder die Neue Homöopathie. Im Sommer 2003 entwickelte sie ein neues Ausbildungskonzept und nannte es Praxisorientierte Neue Homöopathie kurz PraNeoHom®. Hier unterrichtet sie die Neue Homöopathie praxisnah, d.h. die Anwendung in der Praxis nimmt einen breiten Raum ein. Zusätzlich hat sie verschiedene Methoden aus der Körper- und der Psychotherapie integriert, die sich in der praktischen therapeutischen und beratenden Arbeit bewährt haben. Damit ist eine fundierte und praxisorientierte Ausbildung entstanden.

Ihre Tätigkeit als Buchautorin

Darüber hinaus hat sie sieben PraNeoHom-Lehrbücher geschrieben, die die Grundlagen der Ausbildung umfassen und in den Seminaren unterstützend angeboten werden. Die Erfahrungen ihrer Lehrer, Schülern und Patienten sind hier mit eingeflossen. Nach der erfolgreichen Tagung Neue Homöopathie 2007, hat sie Anfang 2008 das Buch "Zeichen die Heilen" mit Klaus Jürgen Becker herausgegeben. Darin sind Berichte von allen Referenten der Tagung und viele berührende Bilder (Fotograf Richard Weigerstorfer) enthalten. Im August 2009 ist der Erfolgsratgeber "Heilen mit Zeichen" im Nymphenburger Verlag erschienen, den sie mit Klaus Jürgen Becker geschrieben hat. Ihr neues Buch „Mehr Energie durch Heilen mit Zeichen" erscheint im Juni 2010 und ist ein weiterer Ratgeber zur erfolgreichen Selbstheilung.

Institut für PraNeoHom®

INSTITUT FÜR PRANEOHOM®
Layena Bassols Rheinfelder
Postanschrift: Am Graben 2, D-82266 Inning a. Ammersee
Tel. 0049-(0)8143-447 336, layena@praneohom.de
ANMELDUNG Sabine Krämer
Tel. 0049-(0)8143-447 338, Fax 0049-(0)8143-447 337
info@praneohom.de, www.praneohom.de
HEIL- UND COACHINGPRAXIS
Dienstags und donnerstags: Yoveda, Bahnhofstr. 24, 86938 Schondorf
Mittwochs: c/o Paluka, Lindwurmstr. 10, 80337 München
www.bassols-rheinfelder.de

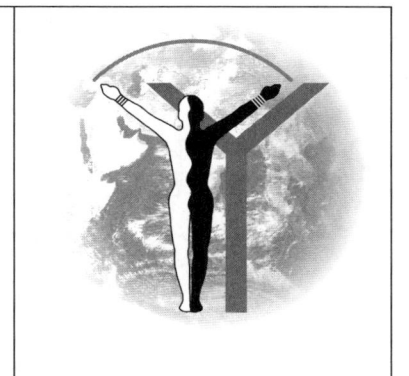

Zahlreiche Schüler haben ihre Seminare in den letzten zehn Jahren besucht und sind erfolgreiche PraNeoHom Berater/Therapeuten und einige davon PraNeoHom Dozenten geworden. Diese unterrichten die PraNeoHom mittlerweile selbstständig in verschiedenen Städten in Deutschland und im Ausland.

Gastdozenten vom Institut für PraNeoHom®

Klaus Jürgen Becker, Lebensberater; 86938 Schondorf, klausjuergenbecker@web.de, 08152-982354 und 0162-3862004
Baulo Rihana Rösel, Heilpraktikerin; 85521 Ottobrunn, www.baulo.de, 089-6093939 und 01520-9818996
Anton Nausch, Rutengänger; 82396 Pähl, www.menschimmittelpunkt.de, 08808-266391

PraNeoHom® Tagungen – Heilen mit Zeichen

Ein weiteres Feld ihrer Tätigkeit ist die Leitung der PraNeoHom Tagungen, die alle zwei Jahre in Herrsching am Ammersee stattfindet und die den Schülern und ausgebildeten Anwendern den regelmäßigen Austausch ermöglichen Außerdem bieten sie den interessierten Laien einen Einblick in diese wunderbare Heilmethode.

PraNeoHom Tagungen - Heilen mit Zeichen
Neue Homöopathie und vieles mehr was heilt!
am 19.-20. Juni 2010 und 23.-24. Juni 2012
in Herrsching am Ammersee

- Neue Wege gehen
- die Begrenzung des Verstandes aufheben
- uns für neue Möglichkeiten öffnen

„Herz zu Herz Begegnungen in einem Kreis von Gleichgesinnten"

Tagungsorganisation Elisabeth Vass, Tel. +49-(0)8143-99 26 750
tagung2010(@)praneohom.de
Veranstaltungsort: Haus der bayerischen Landwirtschaft, Herrsching

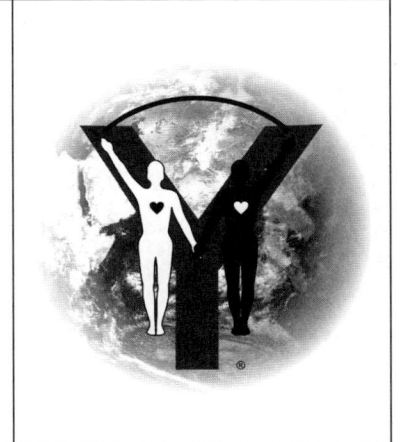

Verzeichniss der PraNeoHom® Anwender

Verschiedene PraNeoHom® Ausbildungen

Die im Institut für PraNeoHom ausgebildeten Dozenten der PraNeoHom sind auch Berater oder Therapeuten der PraNeoHom. Sie sind komplett frei, was die PraNeoHom-Ausbildung betrifft, d.h. die Länge der Ausbildung, der Inhalt, der Preis, der Ort, der Name etc. kann von ihnen verantwortungsbewusst frei gewählt werden. Das hat den Vorteil, dass sie die therapeutischen Teile der Ausbildung auch mit anderen Verfahren kombinieren können, die ihnen besonders liegen, z.B. Kinesiologie, EFT o.ä. Ich begrüße es, wenn die PraNeoHom-Lehrbücher in ihren Seminaren angeboten werden.

Das bedeutet aber auch, dass es keine einheitliche PraNeoHom-Ausbildung und keine zentrale Qualitätsüberprüfung gibt. Durch Art und Aufbau meines Instituts versuche ich natürlich, meinen Schülern die bestmöglichen Voraussetzungen für ihren späteren Erfolg als Dozenten mit auf den Weg zu geben. Die Garantie für die Qualität der angebotenen PraNeoHom-Ausbildungen liegt jedoch einzig und allein bei den jeweiligen PraNeoHom-Dozenten. Jeder neue Teilnehmer muss eigenverantwortlich selbst herausfinden, mit welchem Lehrer und deren Art er gut zurecht kommt, bzw. er in Resonanz geht.

Ich bin der Meinung, dass es keine Konkurrenz zwischen Dozenten und Ausbildungsstätten gibt, sondern eine Vielfalt, so wie die Natur uns so wunderbar widerspiegelt. Jeder Lernende findet die für ihn passende Ausbildungsstätte. So unterschiedlich wie die Schüler und deren Bedürfnisse, sind auch die Ausbildungsstätten, Institute, Schulen und Praxen verschieden ausgerichtet.

Im Institut für PraNeoHom® ausgebildete praktizierende Therapeuten

PraNeoHom® Therapeuten und Dozenten

Altkemper, Regina, HP; 38100 Braunschweig, www.altkemper.de, 0531-6180150
Bouizedkane, Eva-Elisabeth, Psychotherapeutin; 13581 Berlin, www.dreiklang-spandau.de, 030-35134091
Dlouhy, Angelika Francia, HP; 83115 Neubeuern, www.naturheilpraxis-scheller.de, 08035-965630
Emrich, Jana, HP; Kanarische Inseln Lanzarote, www.janaemrich.eu
Gräf-Petzoldt, Johanna, HP; 13357 Berlin, www.ramandala.de, 030-2826754
Lange, Martina, HP; 10827 Berlin, lanmar@gmx.de, 030-7827630
Leidner, Gertrud, HP u. Physiotherapeutin; 64756 Mossautal, www.naturheilpraxis-yesirah.de, 06062-955703
Mühlberger, Kristin Rahel, Ärztin; 10623 Berlin-Charlottenburg, www.sanfte-medizin-berlin.de, 030-66406167
Oester, Tonie Beatrice, HP; CH-4055 Basel, www.ausleiten.ch, 0041-61-4821860
Sachenbacher, Siegfried, HP, Rutengänger und Bewusstseinserweiterer; 85764 Oberschleißheim, siegfried.sachenbacher@freenet.de, 0179-4915356
Schertle, Renate, HP; 83435 Bad Reichenhall, www.kraeuter-werkstatt.com, 0160-4458090
Stark, Roswitha, HP; 86356 Neusäß, www.heilpraxis-stark.de, 0821-9981332
Zander, Leonie, Dr. Phil, Psychologin und Psychotherapeutin; CH-8006 Zürich, www.leonie-zander.ch, 0041-44-3632714

PraNeoHom® Therapeuten

Bernardi, Helga Barbara, HP; 84036 Kumhausen, Bernardiahg@aol.com, 08707-932051
Deininger, Brigitte, HP; 80802 München, contact@ajuva.de, 089-38476524
Engler, Yvonne, Hebamme; CH-4102 Binningen, www.engler-hebamme.ch, 0041-61-4214001
Flach Anita, HP; 85221 Dachau, www.flachanita.de, 08131-2798367
Geibig, Elfriede, HP; 48308 Senden, www.heilpraktikerin-geibig.de, 02597-930258
Gerardis-Emisch, Dorothea, HP; GR-11472 Athen, www.geopathology.gr, 0030-210-3631569
Göpfrich, Sarani Susanne, HP; 12159 Berlin, www.sarani.de, 0177-2895703
Gruber Rita, Ärztin; 80798 München, rigruber@web.de, 089-2710822
Haf, Diana, HP; 87600 Kaufbeuren, www.naturheilpraxis-ananda.de, 08341-4387321
Klapper, Nicole, HP für Psychotherapie; 59514 Welver, www.tief-seh.de, 02384-941603
Mühlhausen, Regine, HP; 10997 Berlin, www.altemuehle-zabelsdorf.de, 030-69518137
Platzer, Angelika, HP, Dipl.Soz.päd.; 73033 Göppingen, AngelikaPlatzer@gmx.de, 07161-5079275

Reiter, Monika, HP; 84032 Landshut, monika_reiter@freenet.de, 0871-2762601
Rieg, Maria, HP; 88069 Tettnang, R-ria@t-online.de, 07542-979180
Ruess, Angelika, HP; 88048 Friedrichshafen, angelika.ruess@arcor.de, 07541-51705
Schmid, Dipl.-Med. Kristin, Frauenärztin; 13467 Berlin, www.dipl-med-schmid.de, 030-32592110
Schrittenloher, Dr. med. Robert, 86150 Augsburg, www.chinmed-augsburg.de, 0821-5086788
Schwarz, Karin, Physio bzw.Craniosakral Therapeutin; 82234 Wessling, die-schwarzens@arcor.de, 08153-1386
Sproedt, Dorothee, HP; 12159 Berlin, dorotheesproedt@yahoo.de, 030-85076874
Schüermann, Eva, HP; 50937 Köln, eschueer@gmx.de, 0163-7836763
Zechmeister, Barbara, Dipl.-Psychologin, Psychotherapie; 88171 Simmerberg, Barbara.Zechmeister@yahoo.de, 08387-521090

Im Institut für PraNeoHom® ausgebildete praktizierende Berater

PraNeoHom® Berater und Dozenten
Andrees, Jörg, 14532 Stahnsdorf, joerg.andrees@t-online.de, 0170-2429734
Baumann Christina, 12359 Berlin, www.ypsilon-portal.de/baumann_christina.html, 030-62738476
Bischur, Sylvia, 82380 Peißenberg, sylvia.bischur@web.de, 08803-4592
Brunner, Christa, 94526 Metten, 0991-9959007
Echtler, Klaus, 86807 Buchloe, www.viasanitas.de, 0700-32485371
Fernandez-Riedo, Annamaria, CH - 6033 Buchrain, www.8th-feng-shui.ch, 0041-41-4504913
Fridum, Rudolf, 27239 Heiligenloh, www.fridum.de, 02426-964403
Hartl, Edith, 82418 Murnau, edith-hartl@t-online.de, 08841-489420
Gaedigk-Nitschko, Dr. Kerstin, Dipl.-Biologin; 84079 Bruckberg, k.nitschko@t-online.de, 0170-2822931
Herget, Marga, 10407 Berlin, 030-4258712
Henkel, Barbara, 14197 Berlin, henkelbarbara@aol.com, 030-89722487
Krämer-Charles, Daniela, 83098 Brannenburg, kraemer.charles@t-online.de, 0170-2931910
Mann, Cebrián Matthias, 10409 Berlin, www.energy-tools.de, 030-29449920
Neumayer, Petra, 84405 Dorfen, www.skripthaus.com
Sabokat, Wilhelm, 93358 Sankt-Johann, www.all-for-life.org, 09444-978317
Schnürer, Gabriele Marianne, 84559 Kraiburg, G.Schnuerer@gmx.de, 08638-73986
Schöne-Breitfeld, Rositha Filipa, 83552 Evenhausen, www.ypsilon-portal.de/schoene-breitfeld.html, 08075-185854
Sperr-Burger, Felicitas, 84030 Ergolding, felicitas.sperr@powerd.de, 0871-2767439
Wenisch, Anita Paula, 85386 Eching / Dietersheim, www.ypsilon-portal.de/wenisch_anita.html, 089-3292594

PraNeoHom® Berater
Aberle, Bianca, 83471 Berchtesgaden, bianca.aberle@gmx.de, 08652-657632
Amouh, Na Elom, 82269 Geltendorf, elom-amouh@gmx.de, 08193-3499749
Bergermann, Annette, 50999 Köln, ninam@netcologne.de, 02236-331700
Birkenstock Rüdiger, 56076 Koblenz, r.a.birkenstock@t-online.de, 0261-71343
Brander, Sonnhild, CH- 8865 Bilten, s.brander@tele2.ch, 0041-556151858
Brutscher Brigitte A., 86926 Neugreifenberg, www.freude-leben.com, 08192-934025
Burkhart, Christiane, 82380 Peißenberg, christiane.burkhart@gmx.de, 0176-29407324
Buschbeck, Nicole, 83607 Holzkirchen, nbuschbeck@banzai-cubic.de, 0171-5761282
Cati Peter Mehmet, 86492 Egling a.d. Paar, mehmet.cati@web.de, 08206-962602
Dreiling Regine, 40822 Mettmann, 02104-52746
Grinbold, Claudia, 84100 Niederaichbach, cla-boldi@web.de, 08702-2582
Holzmüller, Manuela, 82194 Gröbenzell, manu.holzmueller@bayern-mail.de, 08142-57167
Keppeler, Susanne, 94469 Deggendorf, www.yoga-samsara.de, 0171-9323917
Laskewitz, Barbara, 86956 Schongau, b.laskewitz@email.de, 0160-97500298
Meffle, Ulrike, 88085 Langenargen, uli_8@gmx.de, 07543-500393
Mulki, Anika, 85609 Aschheim, annika@mulki.de, 0179-1324818
Nausch, Anton, 82396 Pähl, www.menschimmittelpunkt.de, 08808-266391
Orlowski, Annemarie, 12627 Berlin, mario17517@aol.com, 030-9931935
Pennant, Eva, epennant@web.de, 0175-7452130
Probst, Max Josef, 18513 Gransebieth, mjprobst@gmx.de, 0175-4144498
Riederich, Alexandra, 84494 Lohkirchen, www.antra-elthar.de, 08637-986593

Sauer Johanna, 87761 Lauben, www.joliwe.de, 08336-7807
Scherrer, Condi, CH-6003 Luzern, www.raum-in-harmonie.ch, 0041-796406193
Schlagheck, Renate, 81545 München, 089-647959
Schrecke, Annekatrin, 81379 München, aschrecke@mymail.ch, 089-7231925
Schwarz, Christiane, Ernährungsberatung; 68766 Hockenheim, christi_schwarz@web.de, 06205-104301
Sewera, Harald, 93458 Eschlkam, 09948-361
Steiner Patrizia, Lehrerin und Lerntherapeutin, 92364 Deining, steinerpp@t-online.de, 09184-809496
Vass, Elisabeth, 82266 Inning, consulting@evass.de, 08143-95300
Wagner, Bettina, 34289 Zierenberg-Oberelsungen, bettina@wagnerbauern.de, 05606-53816
Wechselberger, Alexandra, A-6263 Fügen, www.alexwex.at, 0043-6509303236
Wolff, Janett; 80933 München, wolff.janett@web.de, 089-31221988

Kollegen der Neuen Homöopathie, die in anderen Schulen ausgebildet wurden

Ammon Dietrich J., HP; 82256 Fürstenfeldbruck, www.naturheilpraxis-ammon.de, 08141-3555657
Bach Birgit, 86633 Neuburg an der Donau, bach-birgit@web.de, 08431-9936
Dölling, Claus, 15377 Oberbarnim, www.im-einklang-sein.eu, 03341-3593958
Eberhardt Sonja, 85778 Haimhausen, Sonja.Eberhardt@gmx.de, 08133-92334
Klopper, Hansjörg, HP; 87742 Dirlewang, www.physikal-therap-klopper.de, 08267-1333
Nagel, Hans-Jürgen, 21335 Lüneburg, www.praktische-neue-homöopathie.de, 04131-731575
Pollin, Hans-Joachim, HP und Kinesiologe; 73728 Esslingen, www.gesundheit-harmonie.de, 0711-3005363
Porzig Isabella, 85622 Feldkirchen, isabella.porzig@web.de, 089-90019758
Radlmaier, Herbert Anton, 85413 Hörgertshausen, www.har-mony.eu, 08764-9481060
Schöneberg, Dr. med. Michael, Arzt; 15299 Müllrose, www.Dr-Schoeneberg.de, 033606-77100
Untner, Mag. Dr. med. Herbert, Arzt; A-2170 Poysdorf, www.infomed-wien.at, 0043-2552-20299
Vieths Lore, 01159 Dresden, lore.vieths@gmx.de, 0163-7282484
Weller-Boucher Michelle, 01187 Dresden, Ganzheitliche.Entspannung@gmx.de, 0174-9140058
Winkelmann Renate, HP für Psychotherapie; 01279 Dresden, www.lernen-und-beraten.de, 0351-2138679

Weitere Links

Netzwerk für Freunde der Neuen Homöopathie: www.ypsilon-portal.de Leitung Christina Baumann
Forum für Freunde der Neuen Homöopathie: www.praneohom-forum.de Leitung Alvina M. Kreipl
Produkte für die Neue Homöopathie:
 www.ypsilon-shop.de, Christina Baumann, 030-62738476
 www.energy-tools.de, Matthias Cebrián Mann, 030-29449920
Graphiken für die Neue Homöopathie: www.deine-aufrichtung.de, Alvina M. Kreipl, 08033-3022938
Tiere alternativ heilen: www.tierfluesterer.net, Redaktion Petra Neumayer

---

Ypsilon-Shop

Produkte für die Praxisorientierte Neue Homöopathie
Tensoren - Karten - Stifte - Stempel - Symbole - Aufkleber - Testtabellen

Christina Baumann   Tel.: +49 (0)30 627 38 476
Blaschkoallee 73   Fax: +49 (0)30 627 38 477
12359 Berlin   Email: info@ypsilon-shop.de

www.ypsilon-shop.de

Publikationen

Mehr Energie durch Heilen mit Zeichen
Layena Bassols Rheinfelder und Klaus Jürgen Becker

Die Energiebalance des Körpers kann an vierzehn Punkten getestet und durch das Aufmalen von Zeichen ausgeglichen werden. Jeder Energiepunkt steht für ein Energiesystem und für bestimmte Themen. Wird die Energie dort nicht mehr gehalten, sondern fließt wieder frei, hat der Mensch mehr Kraft und Heilung kann stattfinden. Das Testen der Punkte wird ausführlich erklärt, die Anwendung der Zeichen mit Fotos und Zeichnungen veranschaulicht. Ein kompakter Ratgeber für mehr Lebenskraft.
Neuerscheinung Juni 2010

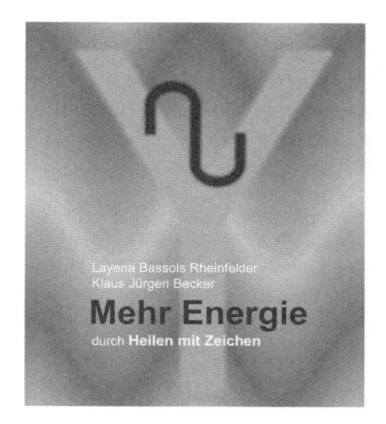

Heilen mit Zeichen
Layena Bassols Rheinfelder und Klaus Jürgen Becker

„Die neue und einfache Art der erfolgreichen Selbstheilung"
Ein kleines Buch für die Westentasche, das die wesentlichen Informationen zur PraNeoHom® enthält, auf wenigen Seiten zusammengefasst:

- die Ursprünge der PraNeoHom
- die wichtigsten Zeichen und ihre Bedeutung
- praktische Anwendungen von A – Z (Allergien bis Zähne)
- ergänzend: homöopathische Tipps und psychosomatische Zusammenhänge
- Testen mit der Einhandrute
- zahlreiche Abbildungen

Ein ideales Buch auch für Neueinsteiger und zum Weiterverschenken.
ISBN 978-3-485-01195-2, Preis 9,95 €

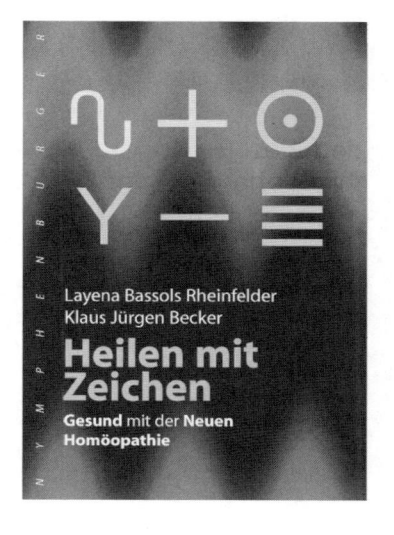

Ikonen der Seele
Schamanische, wunderorientierte Aufstellungen und Rituale
Andreas Krüger und Klaus Jürgen Becker

Ikonen der Seele sind Heilbilder für die Psyche, die im Rahmen von systemischen Aufstellungen entstehen. Die von Andreas Krüger entwickelten und mittlerweile deutschlandweit bekannten Formate nehmen einen besonderen Rang unter den Familienaufstellungen ein. Ausgehend von dem Wunder „Nehmen wir an, durch diese Aufstellung geschähe heute ein Wunder, woran würden Sie dies merken?" wird der Klient Schritt für Schritt zu seiner (Seelen-)Lösung geführt. Beeindruckend ist das Hintergrundwissen, sowie die Klarheit und Nachvollziehbarkeit der einzelnen Aufstellungsschritte, die es auch dem Neueinsteiger ermöglichen, in relativ kurzer Zeit diese wertvolle Methode zu erlernen.

Band 1: ISBN-13: 978-3897586451, ca. 300 Seiten, Preis 22,80 €
Band 2: ISBN-13: 978-3897586468, ca. 300 Seiten, Preis 22,80 €
Arbeitsbuch: ISBN-13: 978-3897586475, 96 Seiten, Preis 9,80 €

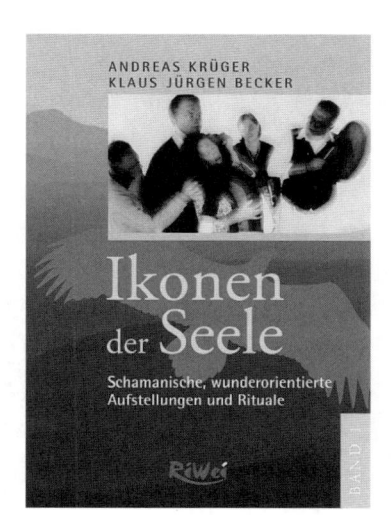

PraNeoHom Lehrbücher Band 1-7
Layena Bassols Rheinfelder
Ein sieben Bände umfassendes Grundlagenwerk für Therapeuten und interessierte Anwendern. *Zu erwerben unter www.praneohom.de oder im Buchhandel.*

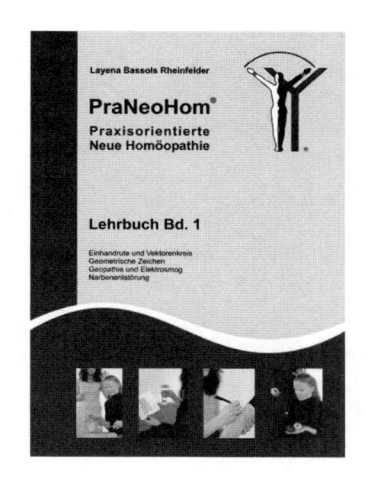

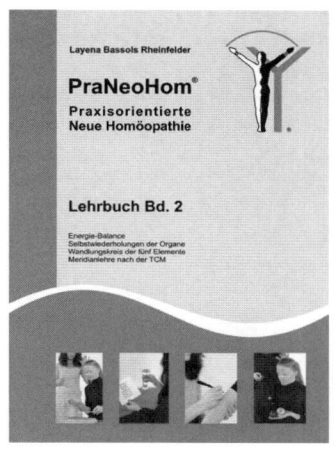

Praxisorientierte Neue Homöopathie - PraNeoHom Lehrbuch Bd. 1, Einhandrute und Vektorenkreis, Geometrische Zeichen, Geopathie und Elektrosmog, Narbenentstörung

Grundlagenbuch der PraNeoHom – Praxisorientierten Neuen Homöopathie. Hier lernen Sie, für Ihre Gesundheit zu sorgen und sich selbst zu helfen, insbesondere in Akutfällen und bei Schmerzen. Dazu dienen das einfach zu erlernende Testverfahren mit der Einhandrute und die Kraft ganz bestimmter geometrischer Zeichen (Strich, Sinus, Ypsilon usw.). Der von Erich Körbler entdeckte Vektorenkreis erlaubt Ihnen schnell das passende geometrische Zeichen zu finden, dass sowohl zur Herstellung von Heilwasser eingesetzt, als auch auf die Haut gemalt werden kann. Sie setzen Heilimpulse und lernen Narben durch malen von Strichen zu entstören. Darüber hinaus ist in diesem Lehrbuch beschrieben, wie Sie durch das Anbringen von Symbolen die Schwingung positiv verändern können, beispielsweise, um Ihr Büro, Ihren Wohn- und Lebensraum und auch ihre Schlafstätte zu optimieren. Außerdem lernen Sie Elektrosmog und geopathische Belastungen zu erkennen und aufzuheben.
Begleitbuch zum PraNeoHom Seminar Basis I und Seminar Aufbau Geo
ISBN 978-3-940089-00-7, Preis 19,80 €, 2. Auflage 2009

Praxisorientierte Neue Homöopathie - PraNeoHom Lehrbuch Bd. 2, Energie-Balance, Selbstwiederholung der Organe, Wandlungskreis der fünf Elemente und Meridianlehre nach der TCM

Hier wird das in Band 1 gelernte Grundlagenwissen der PraNeoHom auf den Körper angewendet. Dazu bedienen wir uns der Akupunkturpunkte der TCM, der Traditionellen Chinesischen Medizin. In klarer Form werden die Grundzüge der Fünf-Elemente-Lehre vermittelt. Die Energie-Balance, ein einfacher Testvorgang, der hier ebenfalls erklärt wird, erlaubt Ihnen durch das Anbringen von geometrischen Zeichen auf Akupunkturpunkte, das Körper-Energie-System wieder ins Gleichgewicht zu bringen. Unverträgliche Schwingungen an Meridianpunkten können durch gezieltes Anbringen von geometrischen Zeichen ausgeglichen werden. Erweitert werden die Testungen durch den Hormonstatus.
Begleitbuch zum PraNeoHom Seminar Basis II
ISBN 978-3-940089-01-4, Preis 19,80 €

Praxisorientierte Neue Homöopathie - PraNeoHom Lehrbuch Bd. 3, Allergien und Mykosen, Zahnmeridian, Amalgam- und Schwermetalle

Aufbauend auf den Grundkenntnissen der PraNeoHom (Band 1 und 2) lernen Sie hier Allergien und Mykosen (Pilze, z. B. Candida) und Schwermetallbelastungen (Toxine wie z.B. Amalgam) sowie deren Zusammenhänge zu erkennen. Die Fehlinformation in unserem Gehirn, die eine Allergie auslöst, kann durch Übertragen der Information mit Umkehrzeichen auf Wasser leicht und dauerhaft gelöscht werden. Beschwerden durch eine Schwermetallbelastung – selbst lange nach einer Amalgamentfernung – können als solche entlarvt werden und durch die richtige, auf Wasser übertragene Information und die passenden Nahrungsergänzungsmittel rasch und nebenwirkungsfrei behoben werden. Mykosen (Pilze) im Übermaß zu haben, belastet den Organismus. Sie lernen einzelne Mykosen zu erkennen und auf sanfte Art unter Kontrolle zu halten. Ein weiterer, oft unerkannter Krankheitsherd sind Störfelder im Bereich der Zähne, die Sie anhand des Zahnmeridians finden und beheben können.
Begleitbuch zum PraNeoHom Seminar Aufbau A
ISBN 978-3-940089-02-1, Preis 19,80 €, 2. Auflage 2009

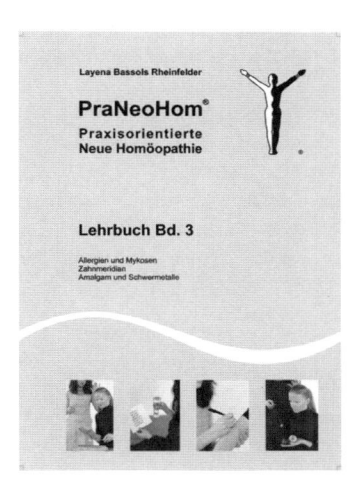

Praxisorientierte Neue Homöopathie - PraNeoHom Lehrbuch Bd. 4, Töne, Rhythmen und Farben, Glaubensmuster nach Simonton, The Work nach Byron Katie
Aufbauend auf den Grundkenntnissen der PraNeoHom (Band 1 und 2) lernen Sie hier Musik und Farben individuell heilend einzusetzen. Mit diesen sanft wirkenden Schwingungen bringen wir den Körper wieder in Einklang mit sich selbst und der Umgebung.
Auch Gedanken sind Schwingungen, die uns heilen oder krank machen können. Sie lernen Glaubenssätze zu erkunden und "ungesunde" Glaubenssätze mit geometrischen Zeichen in Verbindung mit der Methode von Carl O. Simonton in „gesunde" umzuschreiben. Mit "The Work" von Byron Katie, das hier kurz dargestellt wird, können Sie sich von belastenden Gedanken schnell und dauerhaft befreien.
Begleitbuch zum PraNeoHom Seminar Aufbau B
ISBN 978-3-940089-03-8, Preis 17,80 €, 2. Auflage 2010

Praxisorientierte Neue Homöopathie PraNeoHom Lehrbuch Bd. 5, Psychomeridian, Chakra-Therapie, Schamanisches Aurawedeln
Aufbauend auf den Grundkenntnissen der PraNeoHom (Band 1 und 2) lernen Sie den Zustand der Chakras, unsere Energiezentren, zu testen und durch Anbringen von geometrischen Zeichen auf den Körper positiv zu beeinflussen, um dadurch körperliche und psychische Beschwerden zu lindern. Die Aura kann durch das von Erich Körbler entdeckte „Aurawedeln" wieder harmonisiert und belebt werden. Der Psychomeridian zeigt auf, wo in der Vergangenheit der Auslöser eines Konfliktes lag und mit welchen Gefühlen er zu tun hatte. Das Aufspüren einer Krankheitsursache oder des Auslösers mit Hilfe des Psychomeridians kann man häufig sogar als eine Art Initialzündung im Genesungsprozess ansehen: Wird man sich der Ursache eines Leidens wirklich bewusst, dann beginnt der Körper in den meisten Fällen auf allen Ebenen zu heilen. Unterstützt werden die Selbstheilungskräfte noch, indem wir die Informationen aus dem Psychomeridian für die Herstellung eines Heilwassers nutzen.
Begleitbuch zum PraNeoHom Aufbau-Seminar C und D
ISBN 978-3-940089-04-5, Preis 17,80 €, 2. Auflage 2009

Praxisorientierte Neue Homöopathie - PraNeoHom Lehrbuch Bd. 6, Erfahrungen aus der Praxis und Fallbeispiele, Emotional Release, Einfühlsames Zuhören
Aufbauend auf den Kenntnissen der PraNeoHom (Band 1 bis 5) werden hier direkte Erfahrungen aus der Praxis vermittelt. Durch die Beschreibung von Fallbeispielen bekommen Sie ein Bild, wie eine PraNeoHom–Behandlung aussehen kann. „Emotional Release" und andere Techniken wie „Einfühlsames Zuhören" geben ihnen wertvolle Werkzeuge mit, um mit dem Patienten/Klienten optimal umzugehen. Sie erhalten auch praktische Anregungen, wie Sie als Berater/Therapeut am besten mit Kritik und Erwartungen umgehen können.
Begleitbuch zum PraNeoHom Seminar Aufbau D
ISBN 978-3-940089-05-2, Preis 17,80 €

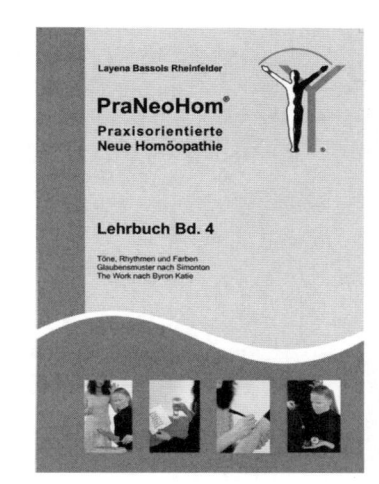

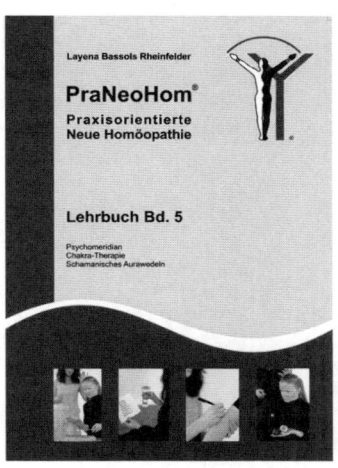

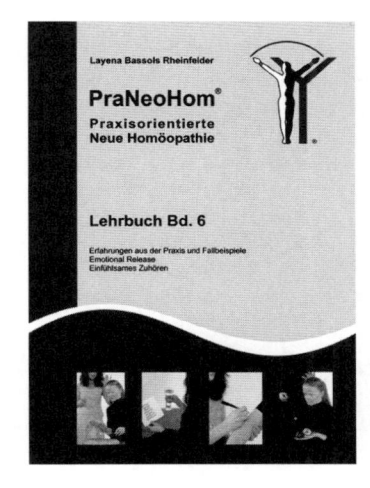

Praxisorientierte Neue Homöopathie - PraNeoHom Lehrbuch Bd. 7, Krankheitsbilder, Berater/Therapeut im Vergleich

Aufbauend auf den Kenntnissen der PraNeoHom (Band 1 bis 6) bekommen Sie hier Tipps zu Krankheitsbildern von A bis Z vermittelt. Ein Nachschlagewerk, in dem Sie bei Bedarf die Ursache und mögliche Heilmittel zu bestimmten Krankheiten finden können, z.B. Krebs – was kann ich tun? Oder Blasenentzündung – welche Ursachen kommen gehäuft vor?

Die Anwendung der Neuen Homöopathie wird für Berater und Therapeuten aus rechtlicher Sicht erläutert und die Möglichkeiten und Grenzen der Beratertätigkeit aufgezeigt, damit Sie einen erfolgreichen Start in die Praxis haben.

Begleitbuch zum PraNeoHom Vertiefungs- und Abschluss-Seminar
ISBN 978-3-940089-06-9, Preis 17,80 €

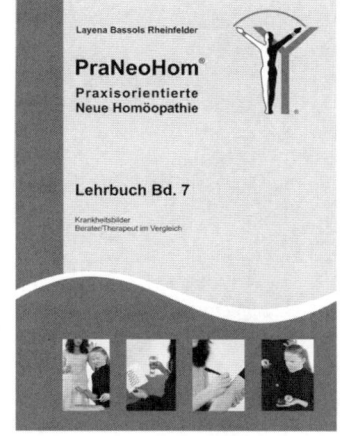

Zeichen die heilen, Buch zur Tagung Neue Homöopathie
"Freunde helfen Freunden"

Herausgeber: Layena Bassols Rheinfelder und Klaus Jürgen Becker

Im Mai 2007 fand in Herrsching die Tagung „Neue Homöopathie 2007, Freunde helfen Freunden" statt. Achtzehn Referenten, unter anderem bekannte Buchautoren wie Andreas Krüger, Bärbel Westermann und Hans-Jürgen Nagel aus verschiedenen Fachgebieten präsentierten die Neue Homöopathie und angrenzende Heilmethoden auf sehr berührende und persönliche Weise. Unter den Referenten gab es nicht nur Therapeuten wie Ärzte und Heilpraktiker, sondern auch praktische Anwender wie Landwirte, Pferdetherapeuten, Diplombiologen, Elektrotechniker und Lebensberater. Dieses Buch gibt einen faszinierenden Einblick in die ganzheitliche Heilweise der Neuen Homöopathie an Hand von Heilungsbeispielen u.a. bei Hyperaktivität, Krebs, Aids und den Folgen eines schweren Unfalls. Hierbei finden auch ergänzende Fachbereiche Berücksichtigung, wie z.B. die Radionik, die Klopfakupressur, die Sehtherapie und die Glaubenssatzarbeit, sowie die mentale und energetische bzw. schamanischer Arbeit wie z.B. die Zellgedächtnisheilung, die traumaorientierte Seelenrückholung, Systemische Aufstellungen (Ikonen der Seele) und "The Work" nach Byron Katie. Richard Weigerstorfer hat mit Begeisterung und Einfühlungsvermögen die Tagung fotografiert und gefilmt. Seine Bilder geben die Stimmung in diesem Buch wieder.

ISBN 978-3-940089-07-6, Preis 24,80 €

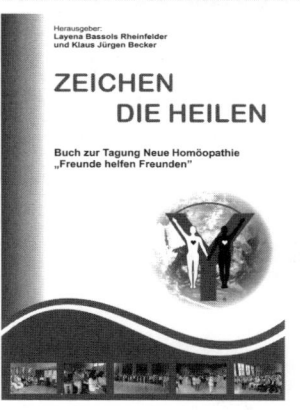

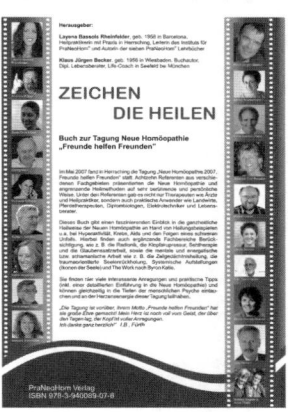

DVD's der Tagungen Neue Homöopathie 2007/08 „Freunde helfen Freunden"

Gesamtausgabe 2007 (ISBN 978-3-89758-350-4) **und 2008** (ISBN 978-3-89758-354-2), **je 4 DVDs, 8 und 6 Std. Spieldauer**
Kurzfassung 2007 (45 min) ISBN 978-3-89758-352-8

Mit der Gesamtausgabe erhalten Sie einen tieferen Einblick in die Tagungen, quasi ein „Heimstudienprogramm", das Sie in Eigenregie weiter entwickeln können. Legen Sie Schreibblock bereit und vollziehen Sie mit unseren Referenten zuhause am Bildschirm das jeweilige Vortragsthema. Steigen Sie mit der Gesamtausgabe tiefer in die Neue Homöopathie ein.
Zu erwerben unter www.praneohom.de oder im Riwei-Verlag, Regensburg Tel. +49 (0)941-7994570, www.riwei-verlag.de

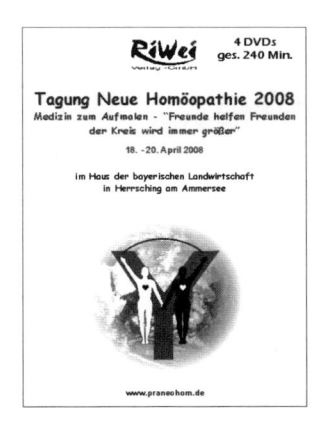

Impressum

Hinweis für den Leser

Die in diesem Lehrbuch vorgestellten Informationen sind sorgfältig erarbeitet und geprüft worden. Dennoch kann keine Garantie übernommen werden. Die von der Autorin vertretenen Auffassungen in Bezug auf Krankheiten und ihre Behandlung weichen teilweise von der allgemein anerkannten medizinischen Wissenschaft ab. Jeder Leser ist aufgefordert, in eigener Verantwortung zu entscheiden, ob und wie die in diesem Lehrbuch vorgestellte Methode für ihn eine Alternative bzw. Ergänzung zur Schulmedizin darstellt. Eine Haftung der Autorin für Nachteile oder Schäden ist ausgeschlossen. Bitte beachten Sie in jedem Fall die Grenzen der Selbstbehandlung.

Hinweis zu Copyright und Urheberrecht

Das Urheberrecht schützt Autoren davor, ausgebeutet zu werden und hilft ihnen, von ihrer Arbeit zu leben. Ohne das Urheberrecht hätten nur materielle Dinge Wert. Deshalb bitte ich weiterhin um Respekt dafür, dass diese Lehrbücher oder Teile davon (auch Graphiken) nicht ohne ausdrückliche Erlaubnis von mir oder Alvina M. Kreipl abgedruckt werden dürfen. Wende Dich bei Fragen an mich oder Alvina M. Kreipl (Tel. 08033-3022938, alvina@gmx.net).

Hinweis zu Markenrechten

Folgende Begriffe sind markenrechtlich geschützt:

- Markeninhaberin Alvina M. Kreipl, Kolbermoor: PraNeoHom Logo
- Markeninhaberin Layena Bassols Rheinfelder, Inning: PraNeoHom®
- Markeninhaber Hans-Jürgen Nagel, Lüneburg: Praktische Neue Homöopathie®
- Markeninhaber Naturwissen GmbH & Co. Ausbildungszentrum KG, Wolfratshausen:
Neue Homöopathie nach Erich Körbler®, Neue Homöopathie nach Körbler®, Erich Körbler®, Körbler®, Lebens-Energie-Berater nach Körbler (LEB)®, LEB®, LET®, L-E-T® und Körblersche Baumblüten®

Sollten unwissentlich Begriffe verwendet worden sein, die dem Markenschutz unterliegen und nicht gekennzeichnet sind, so wird der Markenschutz anerkannt.

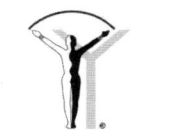

Hinweis zum Verlag

ISBN 978-3-940089-10-6
2. überarbeitete Auflage Mai 2010
PraNeoHom Verlag, 82266 Inning
Texte: Layena Bassols Rheinfelder
        Baulo Rihana Rösel (Kapitel IV)
Graphiken: Alvina M. Kreipl
           Cebrián Matthias Mann (S. 12)
Copyright © 2010 Layena Bassols Rheinfelder
www.praneohom.de